超驚奇！瞬效訓練操

健康運動指導士・National Exercise & Sports Trainers（PFT）
藤森善弘 著／周倪安 譯

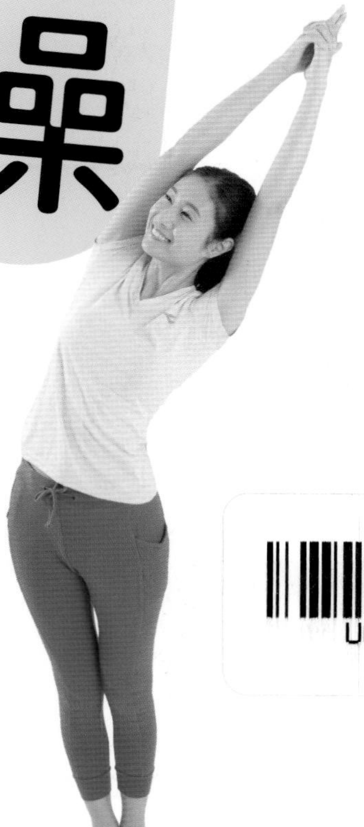

瑞昇文化

透過「伸展」&「緊實」活動引發疼痛的肌肉，短時間內解決身體的不適煩惱

現在正在閱讀本書的各位，我想應該都有長年深受反覆腰痛、膝蓋疼痛及肩頸僵硬的困擾吧。

我個人擁有30年以上在學校、醫院以及奧運選手培育場合負責身體防護及復健等工作的經驗。透過這些經驗的累積，我認為大多數的情況下，造成問題的根本原因是相同的。那就是**「因為肌肉及關節變硬了，才會導致疼痛及僵硬的出現」**。

本書將會介紹藉由伸展那些引起疼痛及僵硬的肌肉與放鬆關節等方式，在最短時間內最能有效排除上述煩惱的方法。

人們偶爾也會發生已放鬆的肌肉突然緊繃的狀況。

對於頂尖的運動員而言，細微的身體異常變化都是相當致命的。因為些微的差距就可能讓獎牌擦身而過，因此，只要身體動作上有不適感或疼痛，都必須立刻找像我們這樣的專業教練當場進行修護至復原。

也就是說，我在運動的世界所打磨出來的經驗，就是**找到能快速解決阻礙動作的疼痛及緊繃不適的修護方法**。

本書將這種即效性的修護訓練操命名為**「瞬效修復訓練」**。當身體出現疼痛及不適時，即便是一般人也可以馬上自行在家中操作，並且立即有感、消除困擾。本書接下來要介紹藉由伸展肌肉及關節以舒緩不適的「瞬效修復訓練」，便是以此兩點為重心，將我理解的修復技能改良變化後的版本。

痛！的2大成因

原因 1

因為**肌肉**僵硬

原因 2

因為**關節**僵硬

當身體出現疼痛或僵硬的症狀時，可能是周圍或是引發疼痛的肌肉失去原有的彈性，變得僵硬所致。而大多數的狀況下，**「該部位肌肉缺乏運動」**就是造成肌肉僵硬的原因。

有經過鍛鍊的頂尖運動員，他們的肌肉其實令人意外的柔軟，摸起來就像棉花糖一般。越是健康的肌肉柔軟度就越高。雖然年齡增長或受傷都可能導致肌肉變硬，但現代人肌肉僵硬的狀況大多是因為「運動不足」所導致。

肌肉的兩端繞過關節附著於骨頭之上。骨頭與骨頭相連的位置被稱為「關節」，關節藉由肌肉的伸縮帶出動作。肌肉掌握著關節的彎曲及伸展。

也就是說，當肌肉變硬無法靈活伸縮時，關節的動作就會變差，可動範圍也會因此變小。關節周圍主要由膠原蛋白纖維組成，如長時間未使用，這群膠原蛋白纖維便會集結成塊，關節的動作也會因此變得更不靈活。

當肌肉變硬，隨之而來的問題就是關節也會變得不靈活——結果就造成**全身像被石膏固定一樣動彈不得**。如果硬是勉強活動變硬的肌肉及關節，甚至發出喀喀的聲音，會造成身體極大的負擔，出現疼痛或僵硬的狀況。

肌肉&關節變硬的話…

1 明明很難活動

肌肉變硬，被肌肉包覆的關節沒辦法好好動作，就像是被石膏包覆一樣變得不靈活。

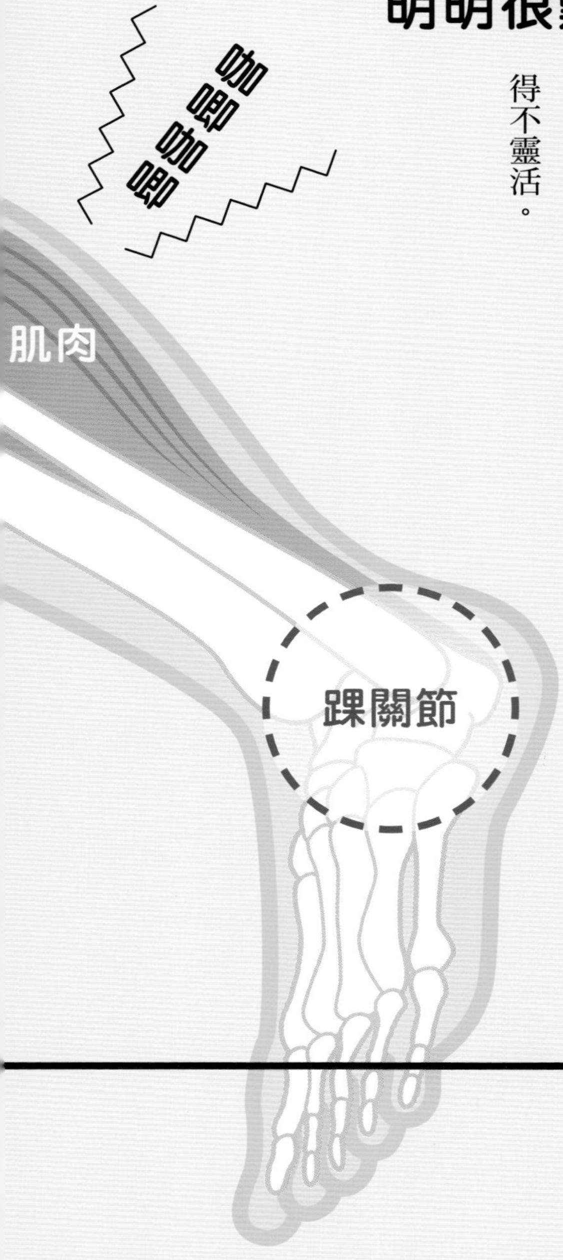

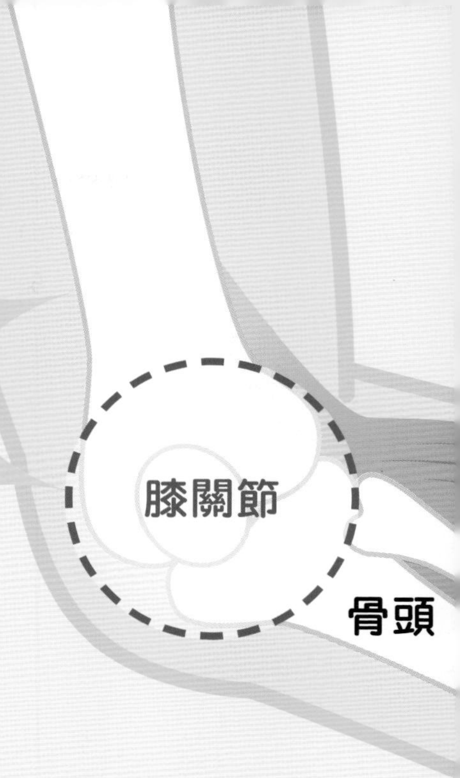

2 但是卻勉強活動

僵硬的肌肉及關節，會使身體緊繃僵直而無法靈活動作。即便如此，在日常生活中也不可能一直保持不動。如此一來，只會讓僵直硬化的身體每天都處於勉強動作的狀態……

3 造成疼痛！

關節及其內部的肌腱、神經等部位遭受極大的壓力，這就是造成僵硬、疼痛症狀出現的最主要原因。另外，硬是勉強僵直的身體活動，即便不是特別激烈的運動，因疲勞的累積加上關節動作不靈活，也可能導致跌倒而不經意的受傷。

身體僵硬的人的外觀特徵

因運動不足導致肌肉僵硬的人，從外觀看來都有些相似的特徵。簡單來說，就是**姿勢不良**。

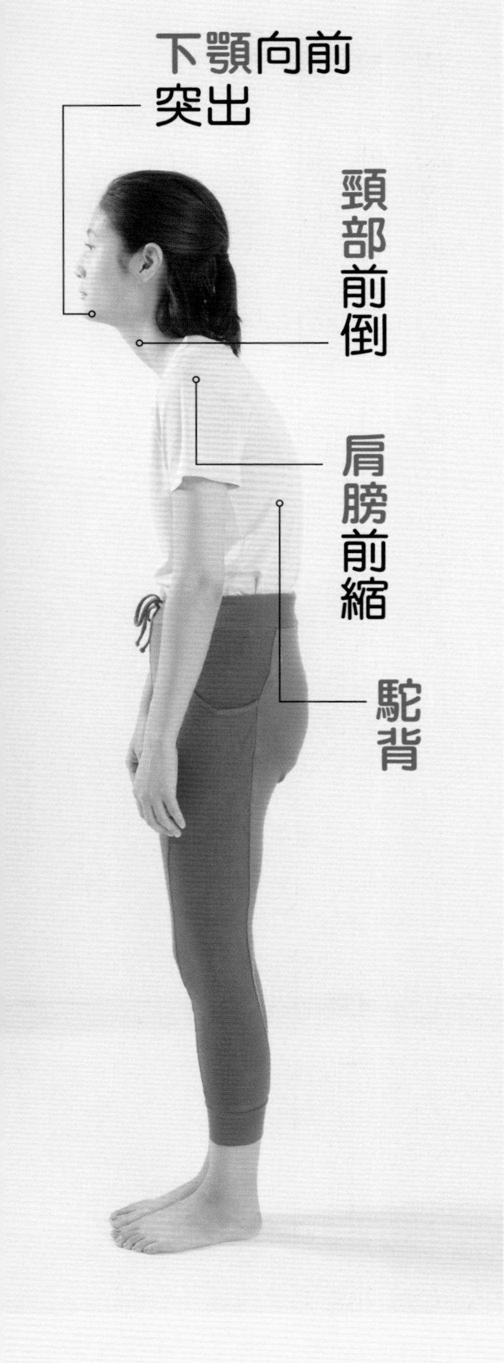

首先，久坐會讓身體向前傾斜。**頸部前倒、下顎前突、背部則會呈拱起的駝背狀態**。另外，因長時間使用電腦及手機，手臂一直處在向前伸的姿勢，也會出現肩膀前縮的「圓肩」姿勢。

在這種情形下，為了保持全身骨頭的平衡，**骨盆的上半部會往後倒，下半部則會向前傾，小腹便會突出，膝蓋也會彎折**。如果又有翹腳或是背側背包等習慣，**髖關節就會出現左右兩邊的高低差**，因此衍生長短腳問題的人也不在少數。觀察有上述困擾的人，鞋底也常會有左右腳的厚度不同的狀況出現。

擁有這些外觀特徵的人，就會對身體的許多地方造成負荷，並且進一步產生疼痛或僵硬等問題。

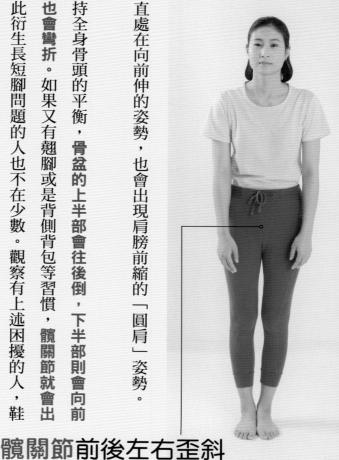

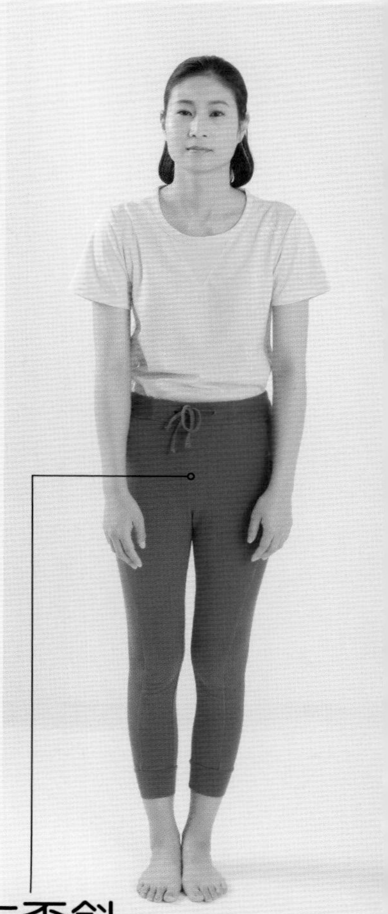

髖關節前後左右歪斜

肌肉及關節僵硬還會有這樣的問題……

容易疲倦

勉強使用僵硬的肌肉及關節，身體常處於超載的狀態。即便沒有特別運動，也會感到疲勞。

自律神經易失衡

因身體僵硬而懶得活動身體的話，反而會加速運動不足的症狀。再加上姿勢不良、呼吸變淺，負責管控人體動靜平衡的自律神經運作會因此混亂，身體就會出現畏寒或是睡眠障礙等問題。

容易跌倒

因關節的可動範圍變窄，動作受到限制，僵硬的肌肉使身體變得緊繃，導致平衡被破壞後便可能在不經意的狀況下受傷。

腸胃機能變弱

因為拉扯僵硬的肌肉而導致身體姿勢不良，負責支撐內臟的骨骼及肌肉的動作就會因此受到阻礙。之後便會使肺部受到壓迫、出現呼吸不順的狀況，或是因腸胃下垂而出現機能不佳的情形。

大腦易衰退

當身體在活動時，會促進腦部的血液循環，也會讓可使心情變好的賀爾蒙分泌更加活躍。相反的，如果身體不活動，大腦也會漸漸衰退老化。

改善你的疼痛體質

瞬效修復訓練

透過伸展僵直的肌肉找回該有的柔軟度，當關節的可動範圍變大，便可緩和疼痛及僵硬的狀況、讓身體活動變得更輕鬆，這就是所謂的瞬效修復訓練。有時候也會藉此訓練拉提失去彈性的肌肉，找回其應有的機能。

藉由瞬效修復訓練，可拉開變硬的肌肉及關節，讓身體從被束縛的感覺中解放，動作

伸展、收縮僵硬的肌肉

＋

緊實失去彈性的肌肉

也會變得更加輕巧。如此一來，不只能緩解疼痛及僵硬的問題，疲勞及血流不順的狀況也會大幅改善。

瞬效修復訓練可以從根本解決惱人疼痛、僵硬及易疲勞的體質。

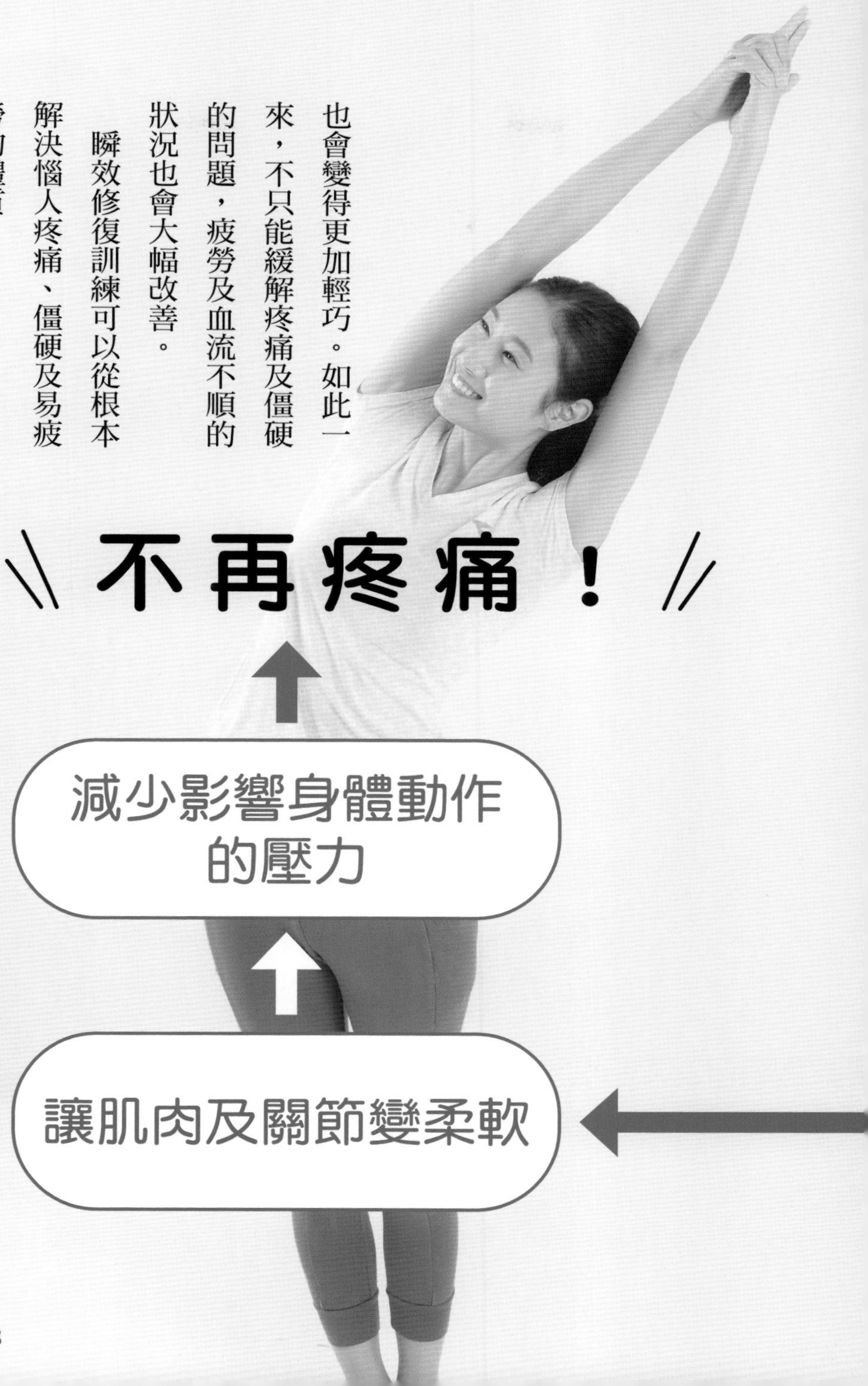
不再疼痛！
減少影響身體動作的壓力
讓肌肉及關節變柔軟

瞬效修復訓練

對身體造成的改變！

當僵硬的肌肉變得柔軟，關節的可動範圍也會隨之擴大。如此一來，受到拉扯的骨骼回到正確的位置，姿勢也會有所改善。打開因駝背而內縮的胸部及腹部肌肉，並緊實背部周圍失去彈性的肌肉，背肌便可以迅速拉直，前傾的頸部、下顎以及頭部也可以確實

耳朵、肩膀、腳踝在一直線上

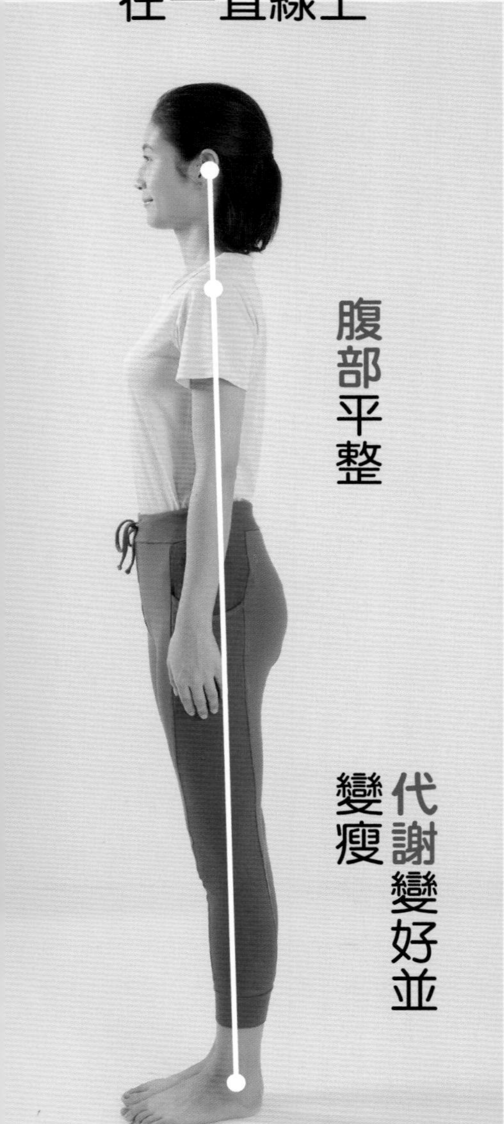

變得不易疲勞

血液循環變好

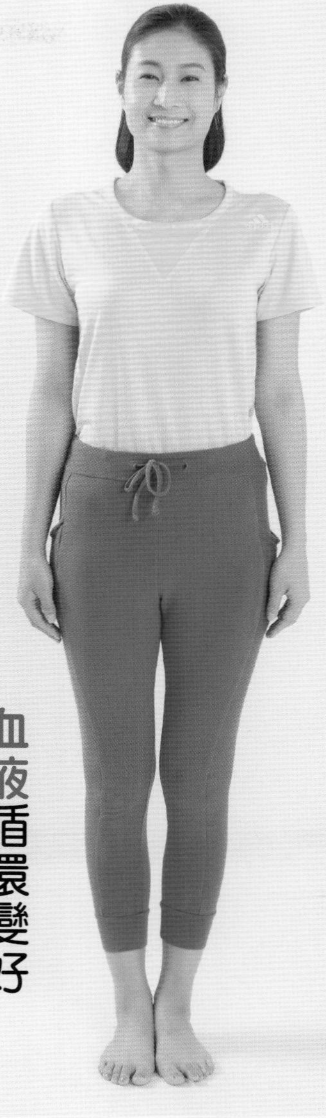

回到脊椎上方的位置。傾斜的骨盆被拉正，膝蓋也會自然地伸直。

這就是不易引起疼痛及僵硬的正確姿勢。正確姿勢的基準，便是從側邊觀察時，耳朵、肩膀到腳踝在一直線上。如此一來，內臟也會在正常的位置，腹部也會變得平坦。

就像把硬梆梆的石膏拆掉一樣，身體變得輕盈就不容易感到疲倦。血液循環及淋巴的流動恢復正常，肢體末梢也就不易覺得寒冷，代謝也會變好。自然而然就會變成不易發胖的體質了。

「只是稍微有疼痛或怪怪的感覺，忍耐就好」。這個想法是相當致命的

我想經過前幾篇的說明，大家應該可以了解為什麼會有疼痛及僵硬的狀況。一開始是因為肌肉變硬，接著關節也變得僵硬……症狀就是像這樣一個階段一個階段出現的。也就是說，很少突然出現無法忍耐的劇烈疼痛，稍微覺得怪怪的或是動作變得不靈活，輕輕彈壓就感到輕微痛楚等情況，都是一開始會出現的徵兆。

我在指導頂尖運動員臥推的動作時，曾因發現槓鈴有些微的偏斜，便得知選手牙齒有不適的狀況。另外，也曾看過游泳選手在游泳時腳沒有力氣，後來發現應該是頸椎及腰椎有異常的狀況。

這兩位選手如果沒有注意到這種不舒服及些微的疼痛，就可能錯過發現異常的機會。直到影響到比賽表現時就為時已晚了。

一般人比起長期透過神經支配身體動作的運動選手來說，更不易察覺身體的異常狀況。

沒有發現身體細微的不適狀況，或是說即便發現了也認為「這應該不是什麼大事情啦」，並且將輕微的疼痛視為「這是很稀鬆平常的事」而不予理會。

其中也有人會抱持著「不知道要去哪家醫院、不知道要看哪一科比較好」這樣的想法。如此一來，在這段時間內，變硬的肌肉對關節動作的不良影響加劇，可能造成更大的問題出現。

我在擔任教練的期間，也同時在大醫院以健康運動指導人員的身分，指導患者們以運動的方式進行復健。其中有關節疼痛、受傷或因疾病導致身體無法照自己想法動作的患者，也指導過不得不靠輪椅生活的人，在這段過程中我都會覺得「啊！如果能在發現異常時馬上進行修復就好了……」。

如果能在肌肉變硬的時間點就進行伸展。

如果能在因關節負擔加劇引起發炎症狀前就啟動修復。

如果在感覺到跟平常不一樣、有怪怪的感覺或是微微的疼痛時，請不要忍耐，並且迅速尋找合適的保養方式。

這麼一來，現在一定就能照著自己的想法維持身體的動作了。有很長一段時間，我都在思考這件事情。

所以請不要無視身體的不適、僵硬及疼痛，現在請立刻利用居家的時間，自行開始操作相當容易上手的「瞬效修復訓練」吧。

本書接下來並不會著眼於身體的不適，而是專注在介紹如何確實伸展、緊實引起不適的肌肉。

即便是「不擅長運動」、「太忙了沒時間運動」的人也適合。因為運動的時間一天只需要幾分鐘就足夠了。

大家應該都知道讓身體動起來，就是能解決長期惱人的疼痛、僵硬等不適症狀的特效藥。但不只是如此，你也會感覺到運動也具備了讓頭腦清醒、身體變得溫暖，也會睡得更香甜等各種功效。

那麼，現在就讓我們立刻開始動動身體吧。

瞬效修復訓練

操作前4大注意事項

心得1

不在有劇烈疼痛時操作

當有無法動作的強烈疼痛或腫脹時，因可能由劇烈的發炎反應所引起，不適當的動作可能會導致症狀惡化，所以不適合進行瞬效訓練操。請在發炎症狀減緩、疼痛減低，能靈活動作時進行。

心得2

在覺得舒適的狀態下操作，不勉強

勉強是瞬效修復訓練的大忌。訓練的目的並非強迫提升身體的柔軟度。操作時的基本，是要在「覺得舒服的範圍」下緩緩地伸展肌肉。因為可能傷害身體，不宜過度用力或過度操作。

心得3

避免在飲食或起床後立即操作

如在飯後立即進行瞬效修復訓練，可能會因消化不良引起腸胃不適的問題。最少須在餐後30分鐘，可以的話在1小時後再進行操作。另外，剛起床時身體的動作還不靈活，可能會造成意外的傷害，也是NG的。

心得4

如有慢性疾病或潛在疾病須先諮詢醫生

如有慢性疾病或潛在疾病，而且是必須經過醫生評估才可進行運動的情形，請先避免操作此修復運動。另外，孕婦在操作前也請先諮詢醫生的意見。

目錄

前言……2

瞬效修復訓練 操作前4大注意事項……20

第1章

改善肩頸僵硬的瞬效修復訓練

改善肩膀僵硬的重點……26

❶伸展緊繃的胸部……28

❷伸展緊繃的側腹……30

❸緊實失去彈性的後背周圍肌肉……32

改善頸部僵硬的重點……34

伸展緊繃的身體前側肌肉……36

專欄1 什麼姿勢才不會引起疼痛及僵硬呢？……38

第2章

改善腰痛的瞬效修復訓練

改善腰痛的重點……40

❶伸展緊繃的臀部……42

❷伸展緊繃的大腿內側……44

❸伸展緊繃的腹部……46

改善急性腰痛的重點……48

放鬆髖關節周圍肌肉……49

專欄2 「抖腳」可以讓人變得健康!?……50

第3章

改善四十肩、五十肩的瞬效修復訓練

改善四十肩、五十肩的重點 …… 52
❶伸展&緊實造成肩膀僵硬的肌肉群 …… 54
❷伸展肩膀周圍緊繃的肌肉 …… 55
專欄3 感覺疼痛時使用冰敷的效果 …… 60

第4章

改善手腕疼痛的瞬效修復訓練

改善手腕疼痛的重點 …… 62
❶放鬆緊繃的前臂 …… 64
❷放鬆緊繃的上臂 …… 67
專欄4 超EASY的腦部訓練！空氣彈琴 …… 68

第5章

改善頭痛的瞬效修復訓練

改善頭痛的重點 …… 70
❶放鬆緊張的下顎 …… 72
❷放鬆緊繃的頭部肌肉 …… 73
❸放鬆緊張的臉部肌肉 …… 74
❹放鬆緊繃的頸部肌肉 …… 76

第6章

改善喉嚨不適感的瞬效修復訓練

改善喉嚨不適感的重點 …… 78
伸展頸部延伸到胸部的緊繃肌肉 …… 80
專欄5 啟動肌肉！拍拍覺醒體操 …… 82

第7章
改善駝背的瞬效修復訓練
改善駝背的重點……84
❶緊實失去延展力的後背周圍肌肉……86
❷伸展緊繃的身體前側肌肉……87
專欄6 血壓速速下降！降壓體操……88

第8章
改善O型腿的瞬效修復訓練
改善O型腿的重點……92
緊實失去彈性的大腿內側肌肉……94

第9章
改善小腹的瞬效修復訓練
改善小腹的重點……98
❶緊實腹部周圍失去彈性的肌肉……100
❷調整下垂的內臟位置……104
專欄7 工作前做看看！醒腦伸展……108
專欄8 慢性「恍惚」是因為攝取過多醣類！？……112

第10章
改善畏寒的瞬效修復訓練
改善畏寒的重點……114
❶喚醒血流不佳的足部末梢血管……116
❷全面喚醒不靈活的雙腳肌肉……117
專欄9 不寧腿的治療方法……120
專欄10 瞬效修復訓練可改善失眠 運動習慣是天然的助眠藥……122

結語……124

第1章

改善肩頸僵硬的瞬效修復訓練

肩頸僵硬並非由僵硬的部位引起。身體前測的問題會造成頸部僵硬、胸部的肌肉狀態則可能導致肩膀僵硬。本章節將介紹針對肩頸僵硬所設計的瞬效修復訓練。

改善肩膀僵硬的重點

目標是這個！

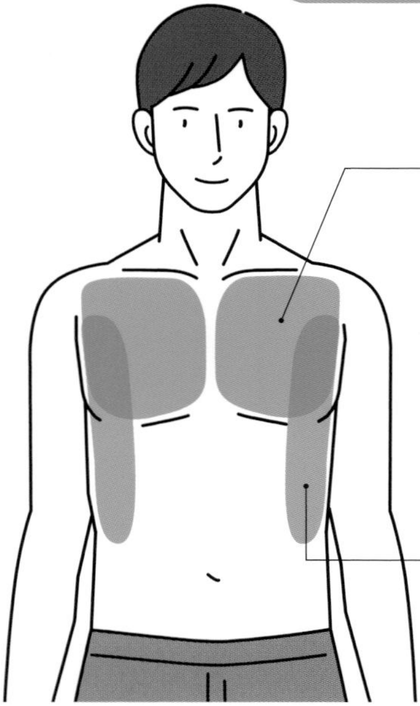

① 伸展胸部

當胸部周圍的胸大肌、胸小肌緊縮僵硬時，便會拉扯到從肩膀到背部的肌肉，進而妨礙動作並導致血液循環變差。藉由伸展胸部的運動，在減輕肩膀負擔的同時，也可同步改善肩膀內扣的「圓肩駝背」。

② 伸展側腹

胸部緊縮及圓肩會使得背部肌肉變得緊繃，肩胛骨無法動彈，而與之相鄰的側腹周邊肌肉（附屬於肋骨的外肋間肌及內肋間肌）也會變得僵硬。當側腹柔軟度不佳，呼吸也難以順暢。請同步提升連結身體前後的側腹柔軟度吧。

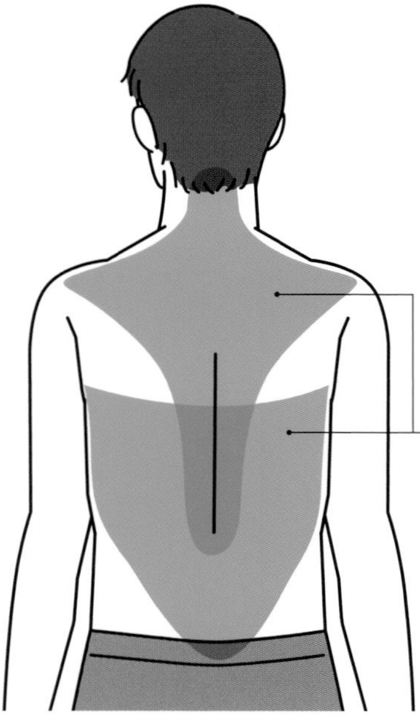

③ 緊實後背周圍肌肉

從後頸到脊椎，經肩膀後展開的斜方肌、覆蓋背部的背闊肌，因受胸部周圍肌肉緊縮的影響，持續維持伸展的狀態，這時需採取確實收緊肌肉的練習，藉此取回原有的柔軟度。

當肩膀出現僵硬的狀況，大多數的人一般會透過揉捏、捶打或按壓肩膀的方式舒緩不適。但說老實話，這樣的做法不管多久都無法改善肩膀僵硬的問題。**雖然實際感受到僵硬的部位是從背頸到肩膀，及覆蓋於背部中央的「斜方肌」，但根因並非在肩膀的斜方肌，而是在胸部及背部。**

舉例來說，當我們在處理文書作業時，因手腕往前伸，肩膀也會向前彎。如此一來，位於肩膀根部的「胸小肌」及佔了大部分胸部肌肉的「胸大肌」都會往內縮。胸部緊縮也會讓肩膀經常性處於瞬間被拉緊的狀態。各位可以試看看突然將胸部向內捲起，我想應該會感覺到肩膀的負擔瞬間加重。當長時間處於這樣的狀態，肌肉會變硬且失去柔軟度，血流也會受到阻礙導致疲勞物質的累積，肩膀僵硬的不適就出現了。再來，當胸部及肩膀受到拉扯，背部便會經常性的拱起，造成背部周圍的「斜方肌」及「闊背肌」長期處於失去彈性的狀態。

也就是說，**要從根本解決肩膀僵硬的問題，需進行伸展胸部及緊實背部的瞬效修復訓練**。請參考從下一頁開始的操作方式，盡快開始訓練吧。

需準備物品

牆壁

1

伸展緊繃的胸部

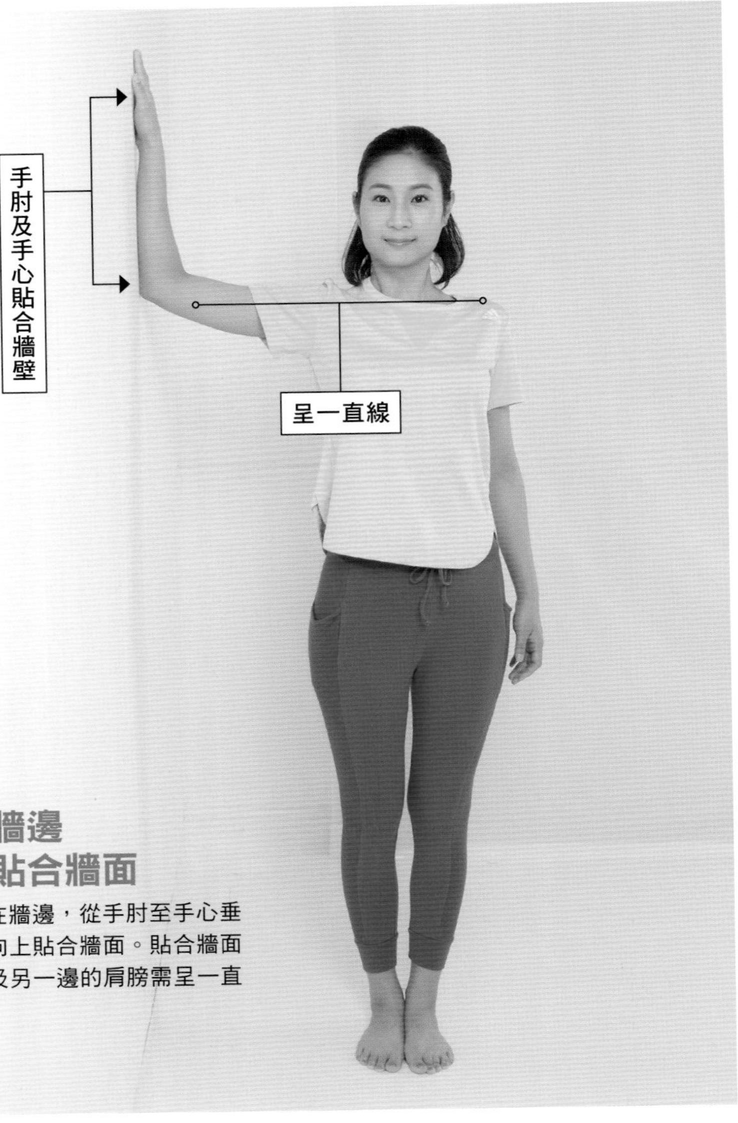

1

站在牆邊 手肘貼合牆面

側身站在牆邊，從手肘至手心垂直延伸向上貼合牆面。貼合牆面的手肘及另一邊的肩膀需呈一直線。

從側面看過去…➡

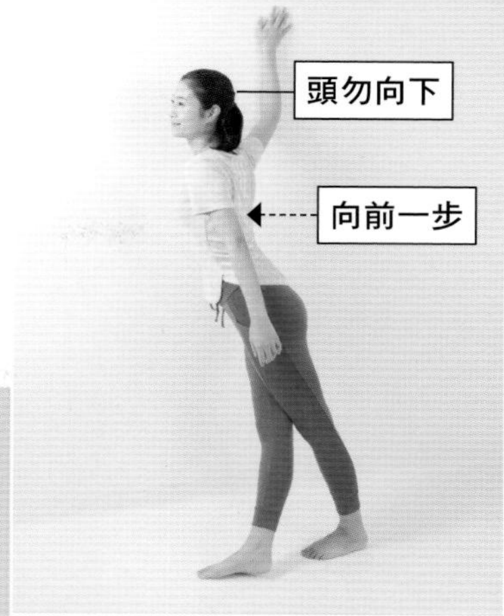

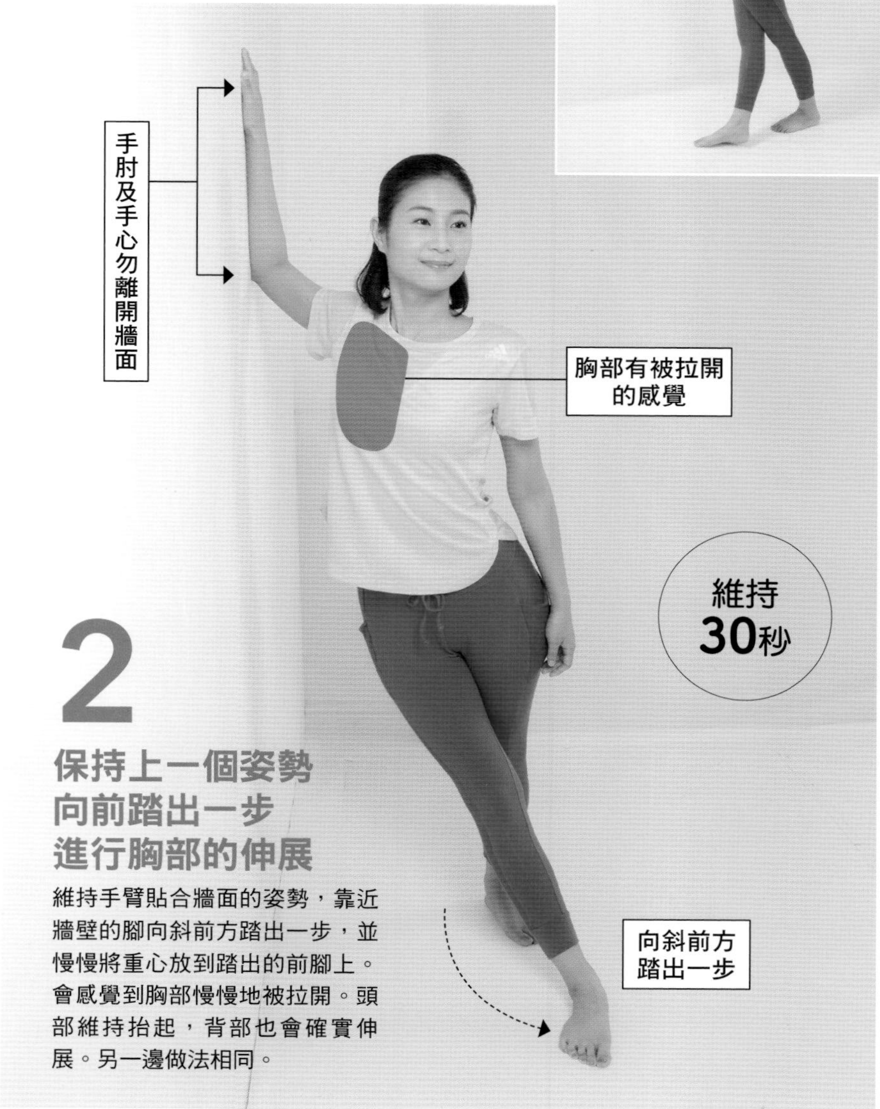
手肘及手心勿離開牆面
胸部有被拉開的感覺
向斜前方踏出一步

維持
30秒

2

保持上一個姿勢向前踏出一步進行胸部的伸展

維持手臂貼合牆面的姿勢，靠近牆壁的腳向斜前方踏出一步，並慢慢將重心放到踏出的前腳上。會感覺到胸部慢慢地被拉開。頭部維持抬起，背部也會確實伸展。另一邊做法相同。

2

伸展緊繃的側腹

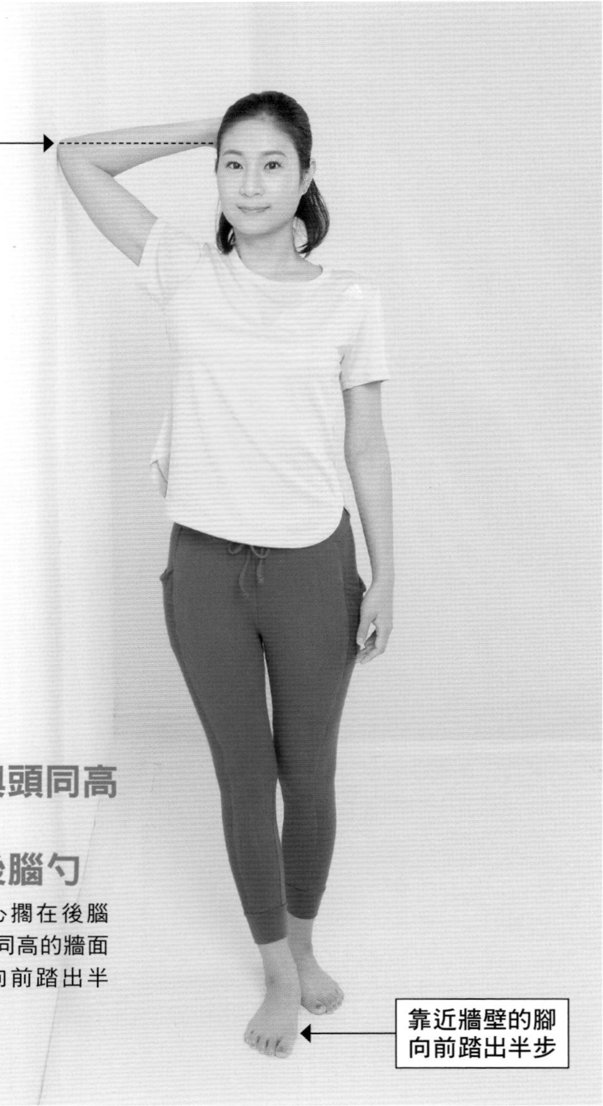
將手肘撐在與頭同高的牆面
靠近牆壁的腳向前踏出半步

1

將手肘撐在與頭同高的牆面 以手心拖住後腦勺

側身站在牆邊，手心擱在後腦勺，手肘則撐在與頭同高的牆面上。靠近牆壁的腳向前踏出半步，伸展背部肌肉。

2

上半身往牆面靠近 拉開靠近牆面的側腹

上半身貼近牆面，同時將手肘沿著牆壁向上滑，盡可能將側腹靠向牆面確實伸展。這時要注意身體的上半部及頭部切勿前傾。另一邊做法相同。

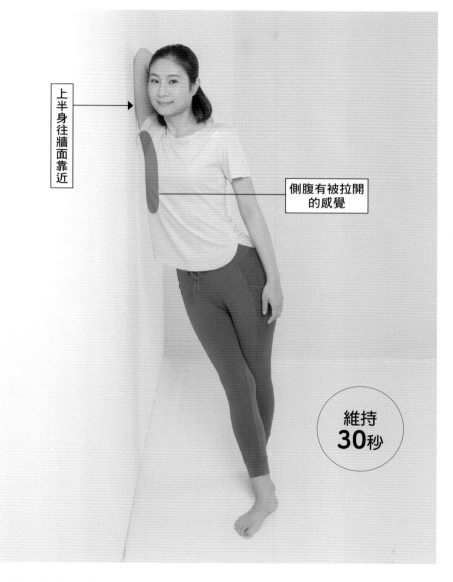

3

緊實失去彈性的後背周圍肌肉

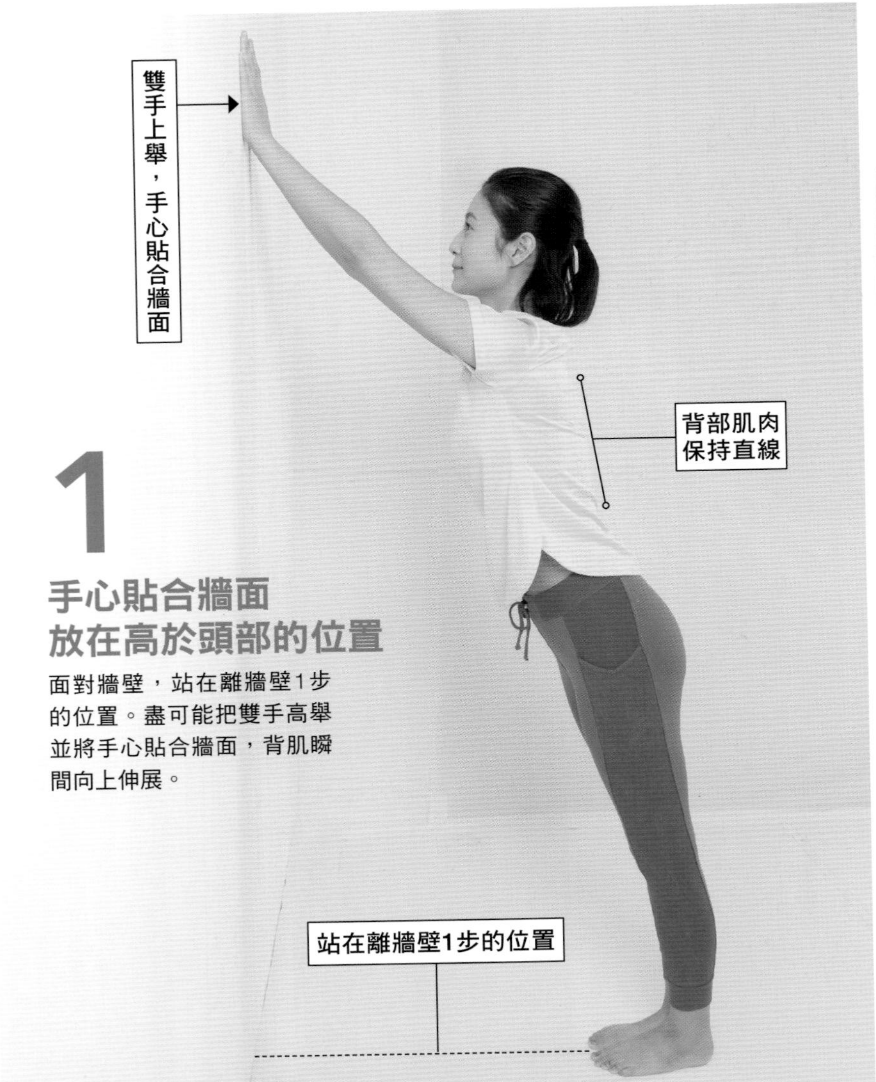
雙手上舉，手心貼合牆面
背部肌肉保持直線
站在離牆壁1步的位置

1

手心貼合牆面放在高於頭部的位置

面對牆壁，站在離牆壁1步的位置。盡可能把雙手高舉並將手心貼合牆面，背肌瞬間向上伸展。

從後方看過去…➡

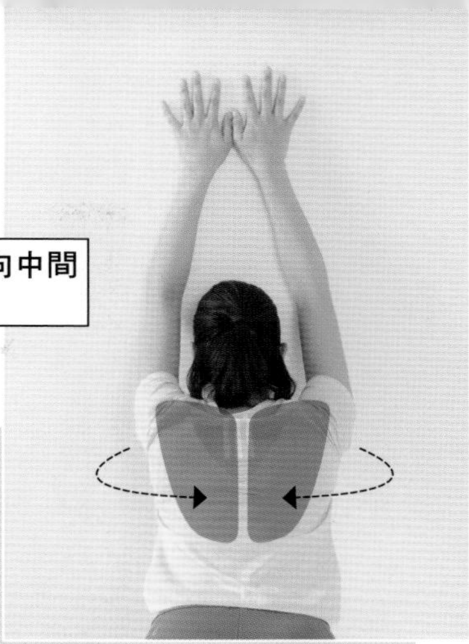
背部周邊肌肉會瞬間向中間靠近拉緊！

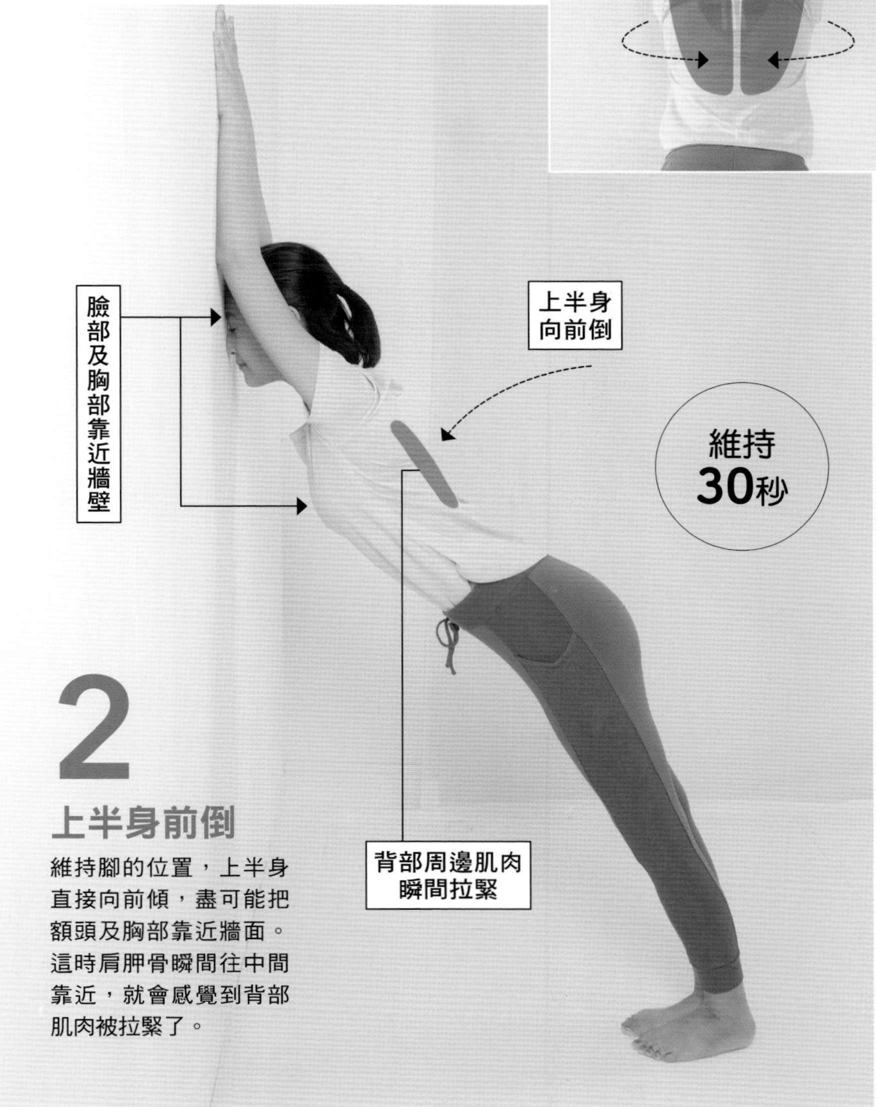

2

上半身前倒

維持腳的位置，上半身直接向前傾，盡可能把額頭及胸部靠近牆面。這時肩胛骨瞬間往中間靠近，就會感覺到背部肌肉被拉緊了。

目標是這個！

改善頸部僵硬的重點

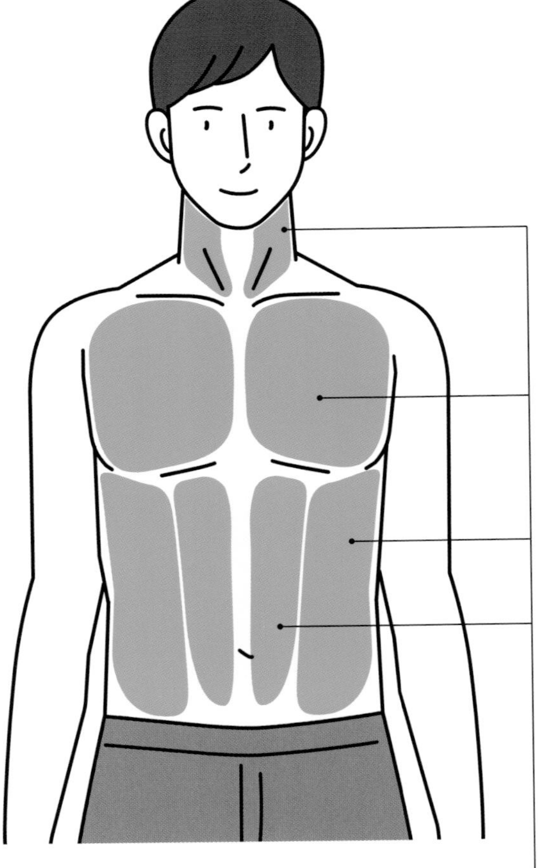

伸展身體前側的肌肉

脖子向前傾斜的錯誤姿勢，會使位於頸部兩側的「胸鎖乳突肌」遭受到數十公斤的壓力。另外，前傾的姿勢也會導致胸部及腹部肌肉緊縮。藉由同時伸展位於從頸部、胸部到腹部的整體連續的肌肉，幫助上半身確實維持挺立的姿勢吧。

姿勢不良是造成頸部僵硬的主因。與肩膀僵硬相同，前傾的姿勢會造成胸部內縮、形成駝背。因頸部同時向前倒，更會使得支撐頸部的肌肉及關節負擔加劇。成年人頭部的重量約5～7公斤，本應由人體全身的骨頭平均支撐。當這個平衡崩壞，重量有如保齡球般的頭部只由細長纖細的頸部肌肉及骨骼支撐，會出現疼痛的狀況也不讓人意外了。

首先，**最重要的是要確實伸展身體前側已經收縮緊繃的肌肉**。特別要注意因頸部下垂而承受巨大壓力的頸部兩側肌肉，也就是由頸部側邊延伸至鎖骨的「胸鎖乳突肌」。胸鎖乳突肌下方藏有為數眾多的淋巴，確實的伸展不僅可以促進淋巴的流動，更可緩解不適並消除疲勞。

胸鎖乳突肌附著在鎖骨最內側的「胸鎖關節」上。因為胸鎖關節是手臂上舉時使用的關節，利用手臂向上拉的伸展動作，可以達到刺激胸鎖乳突肌的效果。接下來，我們將介紹能同時有效展開胸鎖乳突肌以及緊縮的胸腹部肌肉的瞬效修復訓練。只要能解決身體前側肌肉緊繃的問題，背部就能立刻拉直，頭部也能回到原本應有的位置，頸部僵硬的狀況也會隨之改善。

伸展緊繃的身體前側肌肉

需準備物品
椅子

1

採坐姿 雙手向上舉 一手抓住 另一隻手的手腕

採坐姿伸展背肌，雙腳勾住椅子前方的椅腳，藉此支撐身體。雙手手臂向上舉起，並用其中一手抓住另一隻手的手腕。

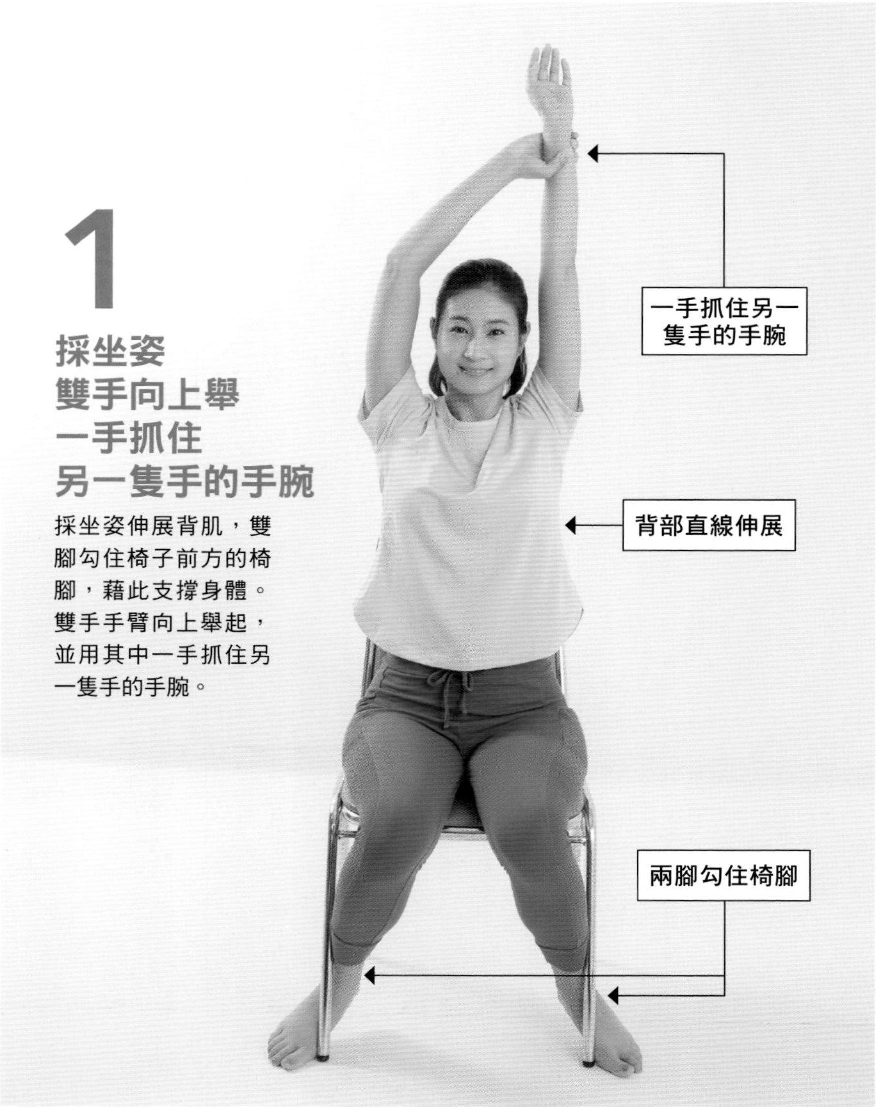
一手抓住另一隻手的手腕
背部直線伸展
兩腳勾住椅腳

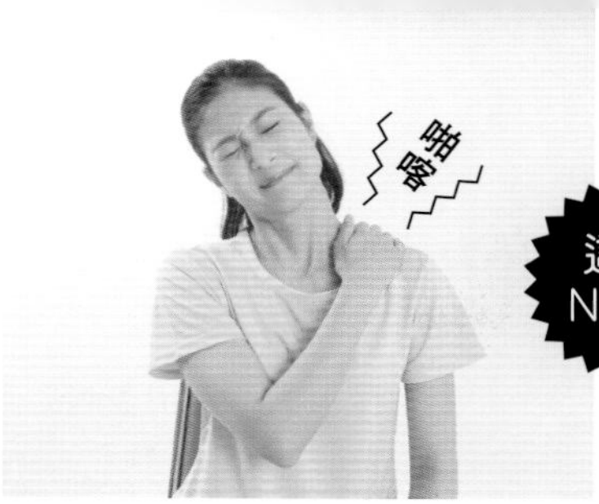
啪喀

這樣NG！

肩頸僵硬時，強迫拉扯肩頸拉出「啪喀」的聲音，這是NG的。頸部是集合了人體重要的血管、神經以及精密關節的細緻部位，若是勉強傾斜轉動，可能會使受傷的部位出現發炎反應。讓頸部發出聲音或許能帶來短暫的暢快感，不過還是別這麼做才是聰明的選擇。

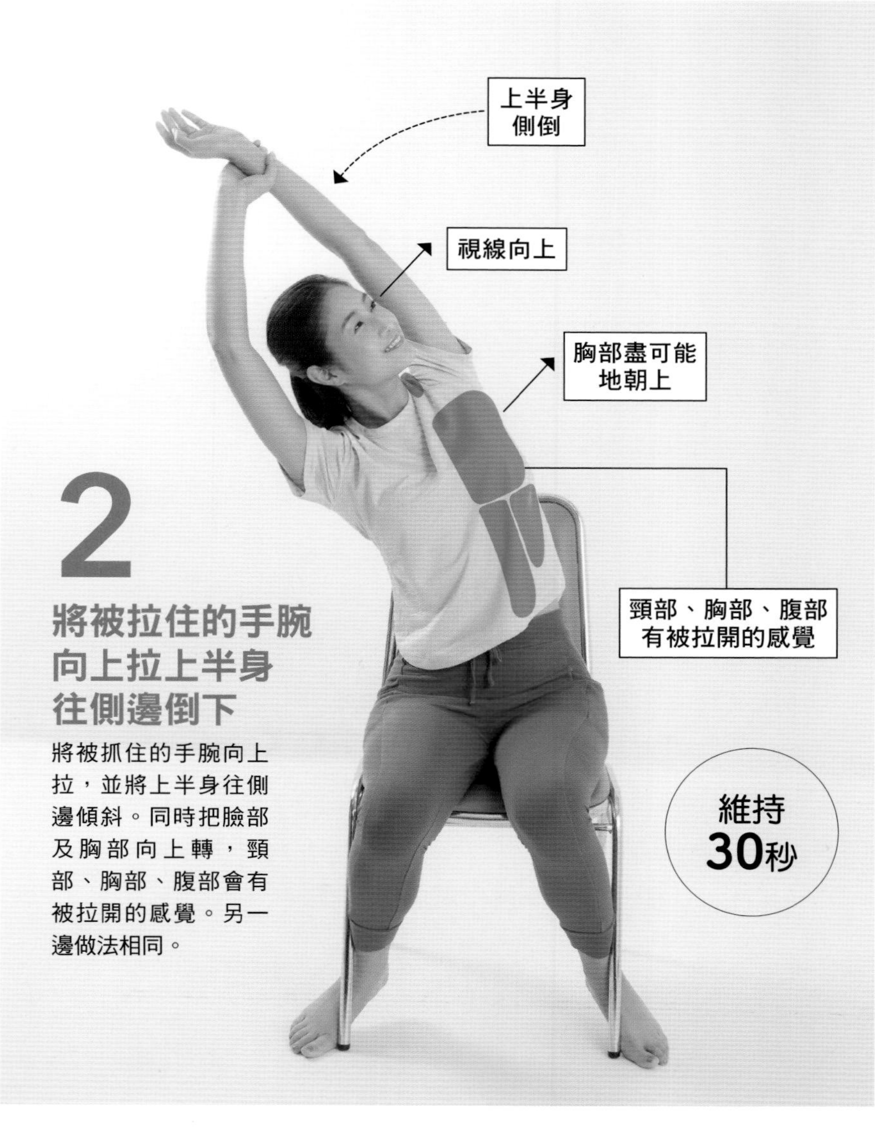
上半身
側倒
視線向上
胸部盡可能
地朝上
頸部、胸部、腹部
有被拉開的感覺
維持
30秒

2 將被拉住的手腕向上拉上半身往側邊倒下

將被抓住的手腕向上拉，並將上半身往側邊傾斜。同時把臉部及胸部向上轉，頸部、胸部、腹部會有被拉開的感覺。另一邊做法相同。

專欄
1

什麼姿勢才不會引起疼痛及僵硬呢？

一直以來，我們都認為姿勢不良是造成肩頸僵硬的最主要原因。說到不造成肌肉及骨頭的負擔、不易有疼痛問題出現的姿勢，就如同P14所提到的，透過從側邊觀察耳朵、肩膀及腳踝是否大約在同一條直線上，就是最簡便的判斷基準。只要能維持平衡，身體就是在處於可以完美支撐頭部重量及全身骨骼的狀態。這時骨盆也確實放在正確的位置，膝蓋也伸直了，這就是正確的姿勢。

但是，不管姿勢有多正確，還是不建議長時間不動。不管是坐或是站都一樣。當我們一直維持固定姿勢，會持續使用到相同的肌肉，久而久之肌肉就會漸漸失去柔軟度。

另外，當長時間維持相同姿勢，血流會變得不順暢。透過肌肉的動作，才能啟動肌肉如同血液幫浦的功能。如果肌肉持續沒有被使用，血液循環也會跟著出現極端的不良狀況。

最少1個小時就要起來走動、伸展，切記要讓身體動起來。讓肌肉及關節維持應有的柔軟度，才能打造出一個不易僵硬及疼痛的強健體魄。

第2章

改善腰痛的瞬效修復訓練

有不少人深受腰痛反覆復發的困擾。本章節將會從日常生活的習慣切入，介紹能預防腰痛發生的瞬效修復訓練。建議在疼痛發生前出現「總覺得哪裡怪怪的……」等徵兆時，早一步練習免除腰痛煩擾。

改善腰痛的重點

目標是這個！

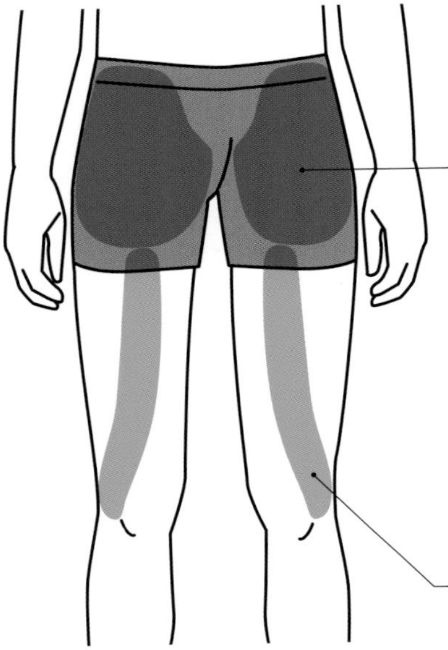

① 伸展臀部

會有腰痛的問題多是位於臀部上半部的臀中肌僵硬所致。臀中肌影響髖關節的動作及負責維持骨盆的穩定，所以腰痛的出現有極大可能與臀中肌的狀態有所關聯。因此，找回臀中肌應有的柔軟度有其必要性存在。

② 伸展大腿內側

當從臀部下方延伸到膝蓋下方的肌肉群「大腿後側肌群」變硬時，便會造成其附著的骨盆難以動作，這也與腰部負擔加劇有所關聯。

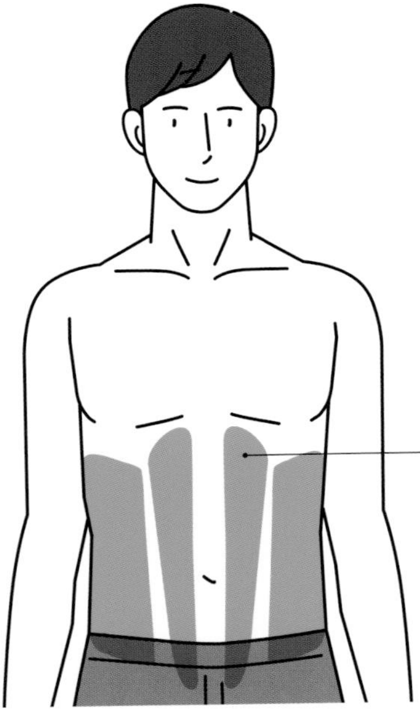

③ 伸展腹部

腹肌是支撐腰部、保護內臟的天然緊身衣。如果腹肌衰弱會導致腰部失去支撐的力量，甚至出現內臟下垂的狀況。讓我們確實伸展，喚醒腹肌吧。

腰痛可以說是種國民病，有此困擾的患者非常的多。由於腰痛反覆發生，因此害怕動作而出現心理疾病的病例也不少。

同前所述，肌肉衰退是造成腰痛的原因。**例如，因為臀部的「臀中肌」變硬，導致髖關節的可動區域變窄；大腿內側的「大腿後側肌群」過硬，導致骨盆的動作變得不夠靈活；腹橫肌沒力，以致無法完好支撐脊椎。**只要其中一個症狀加劇，就會對整體造成影響，使得脊椎到腰部周遭的負擔加重、軟骨磨損，神經受到壓迫引起強烈疼痛。在這樣的狀況下，即便抑制了發炎症狀，因肌肉支撐力不足，腰痛又會很快復發。

當發炎症狀改善、可以正常活動的時候，請藉由操作接下來介紹的瞬效修復訓練，使肌肉恢復應有的柔軟度，是預防腰痛復發的第一步。但是，當有感覺到疼痛時，請務必暫停操作。首先請等到發炎症狀消除、身體能動作的時候，在不會引起疼痛的範圍內逐步展開訓練吧。

1 伸展緊繃的臀部

需準備物品
墊子

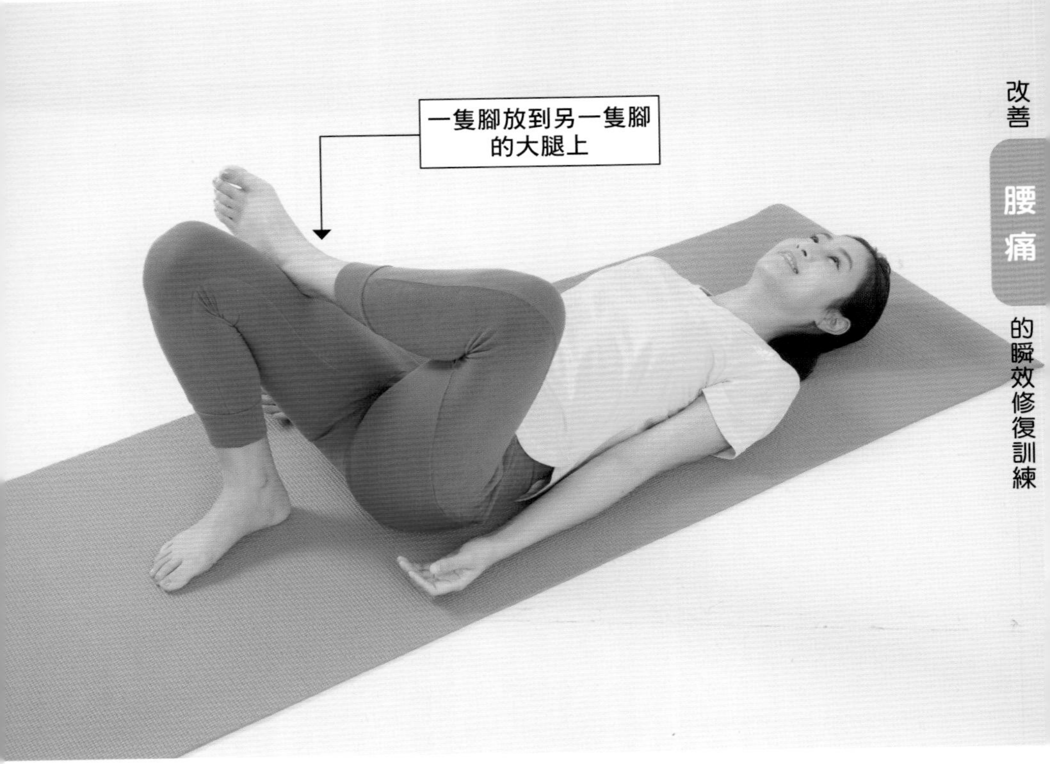

1
仰躺並將膝蓋立起 腳放到大腿上

仰躺後將膝蓋立起，單腳放到另一隻腳的大腿上。

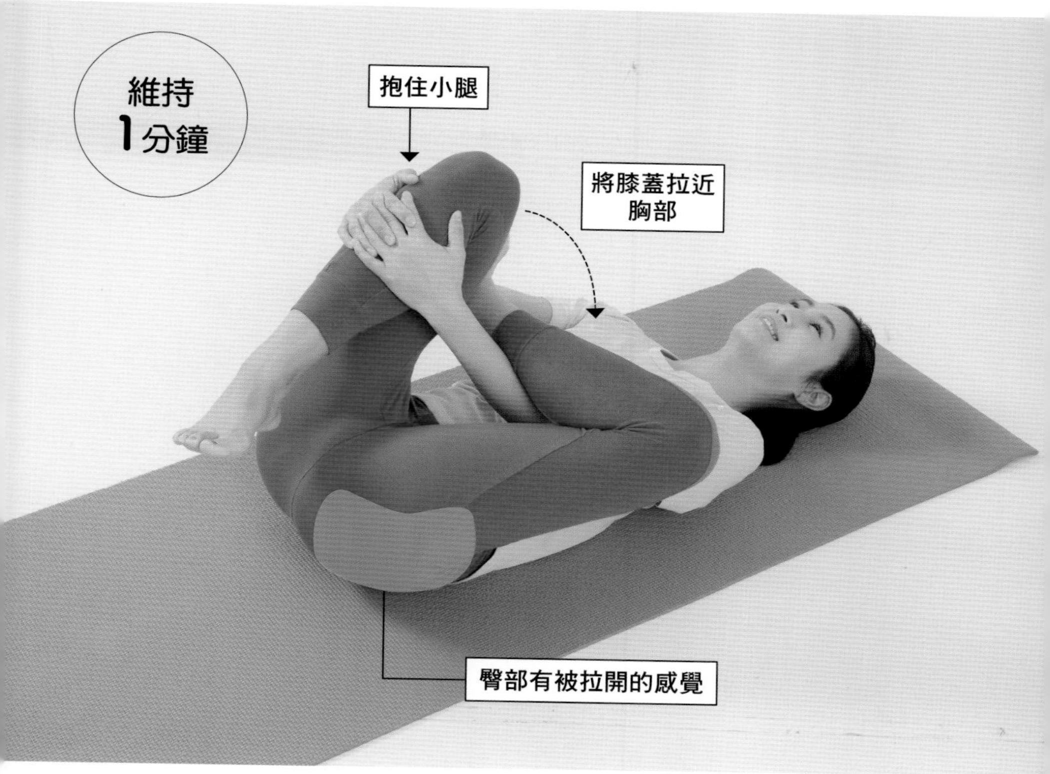
維持
1分鐘
抱住小腿
將膝蓋拉近
胸部
臀部有被拉開的感覺

2

雙手抱住單腳的小腿肚
往胸部靠近

雙手抱住膝蓋立起那隻腳的小腿肚，並將膝蓋盡可能地靠向胸口後維持。放在大腿上的那隻腳的臀部會有被拉開的感覺。另一邊做法相同。

2

需準備物品
彈力繩／墊子

伸展緊繃的大腿內側

1

採仰躺姿勢 單腳踩住彈力繩

採仰躺姿勢，單腳伸直向下，並用另一隻腳踩住彈力繩。腋下夾緊，並以雙手拉住拉繩使繩子呈直線。

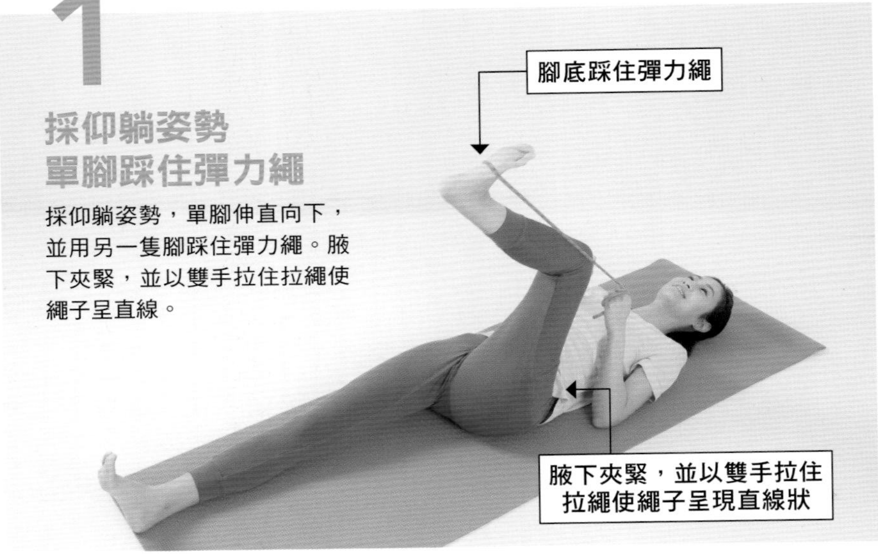
腳底踩住彈力繩
腋下夾緊，並以雙手拉住拉繩使繩子呈現直線狀

2

腳跟向上頂 將膝蓋伸直

確實拉緊彈力繩，將膝蓋伸直，腳跟踢向天花板。

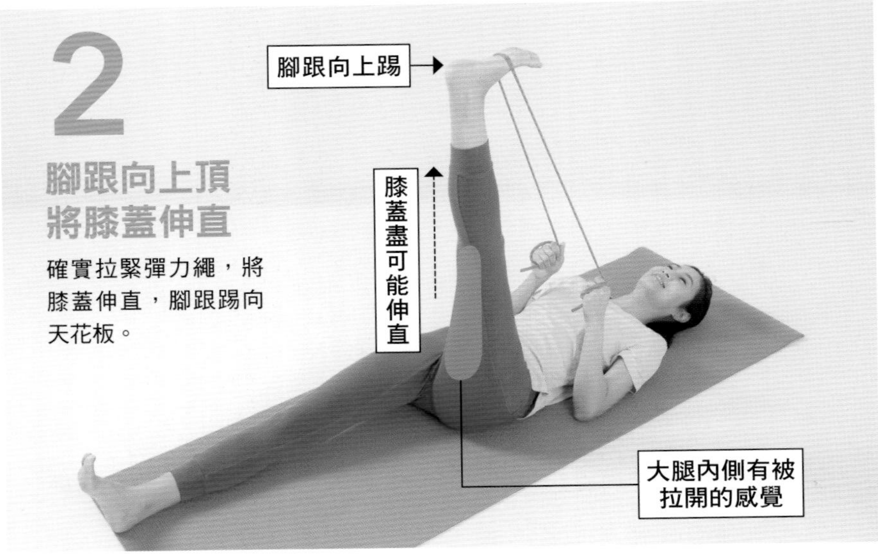
腳跟向上踢
膝蓋盡可能伸直
大腿內側有被拉開的感覺

3 彎折膝蓋

將上踢的膝蓋放下，
確實彎折膝蓋

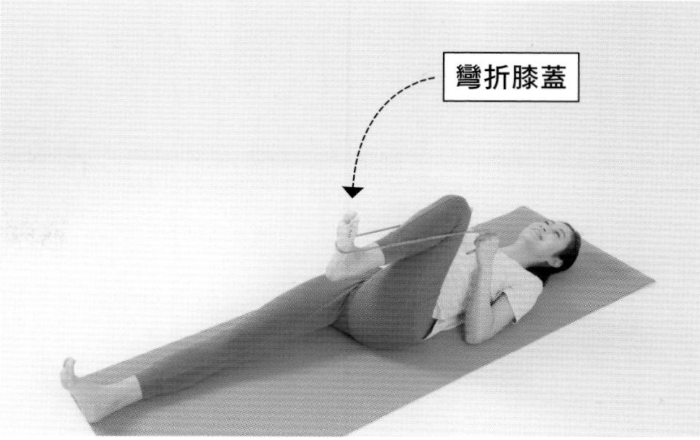
彎折膝蓋

4 將膝蓋打直

再一次伸直膝蓋，
腳跟踢向天花板。

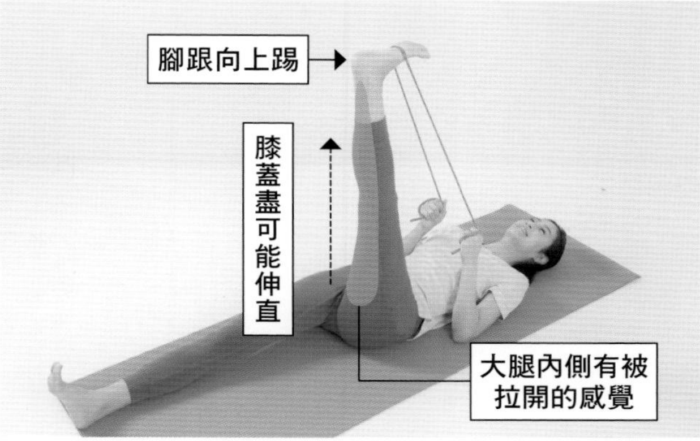
腳跟向上踢
膝蓋盡可能伸直
大腿內側有被拉開的感覺

5 腳維持伸直的狀態往側邊倒下

腳維持在4伸直的狀態下，慢慢地往內側倒過去。要注意膝蓋不彎且肩膀不可浮起來！在能感覺到大腿內側及臀部有伸展的狀態下，重複1～5的動作10次。另一邊做法相同。

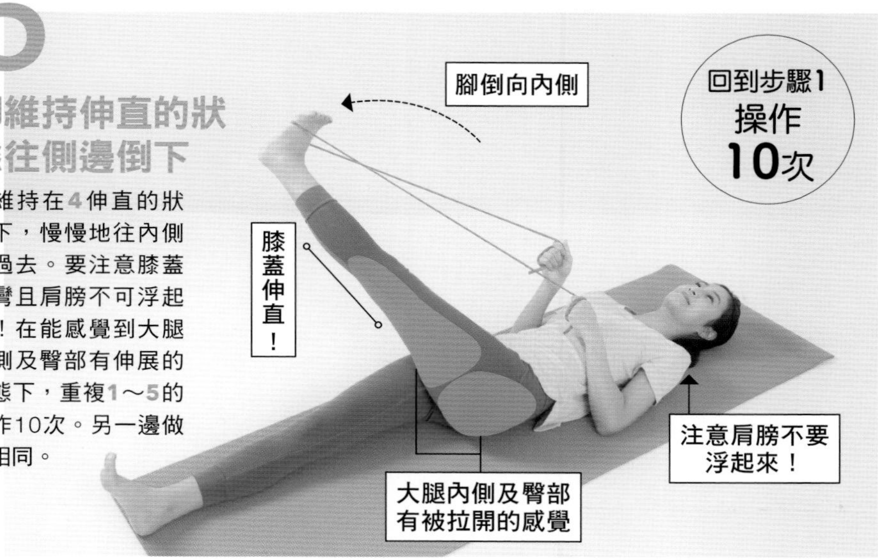
腳倒向內側
回到步驟1
操作
10次
膝蓋伸直！
注意肩膀不要浮起來！
大腿內側及臀部有被拉開的感覺

3 伸展緊繃的腹部

需準備物品

墊子

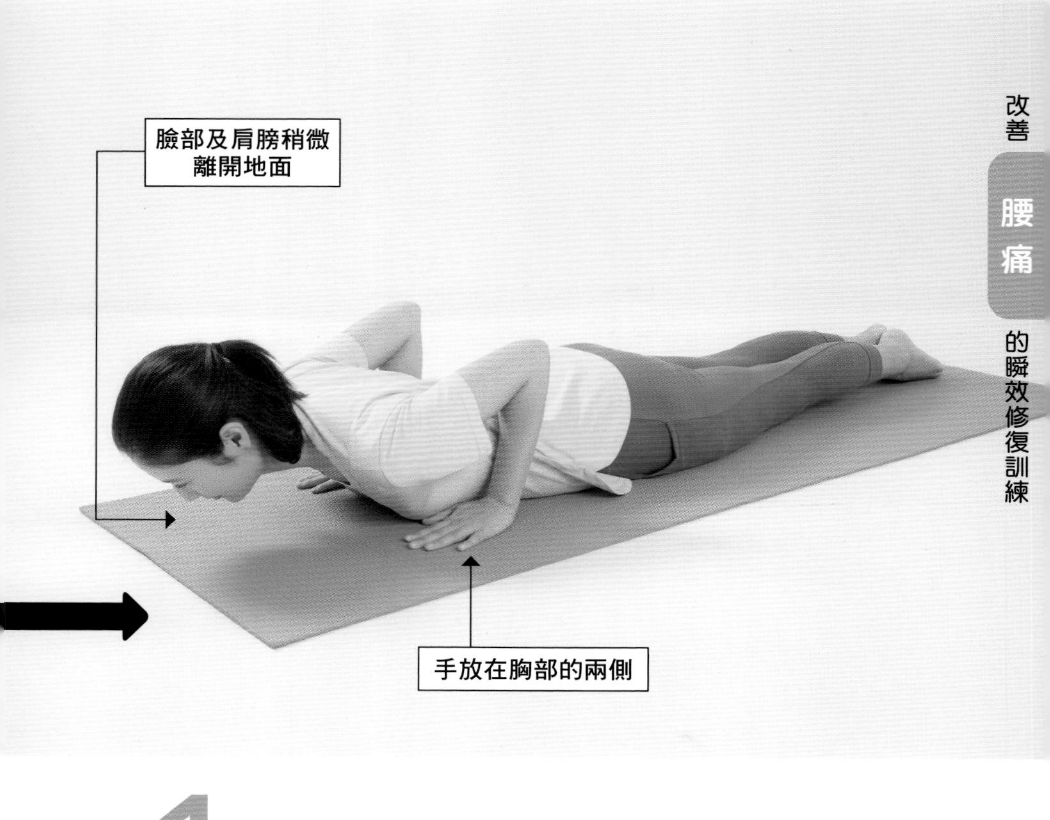

1

採趴姿
雙手放在胸部兩側

採趴姿，雙手放在胸部兩邊，
臉部及肩膀稍微離開地面。

因身體前後的肌肉會互相影響，經常性的駝背會使得背部肌肉長時間處於被拉長的狀態，腹部的肌肉則會變得鬆弛不結實。藉由在日常生活中瞬間伸展背部肌肉，讓背部及腹部肌肉的使用頻率持續維持平衡。

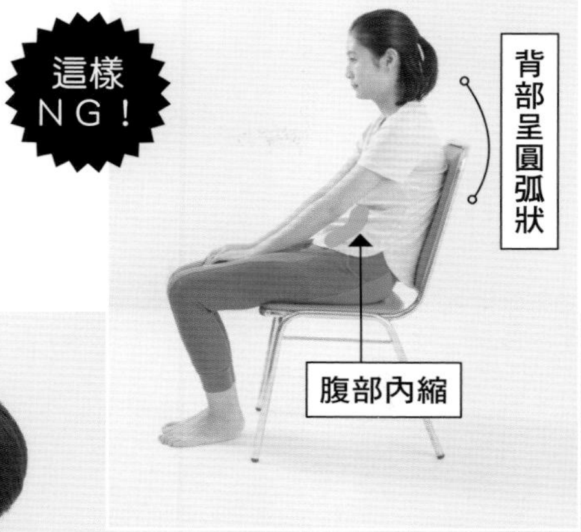

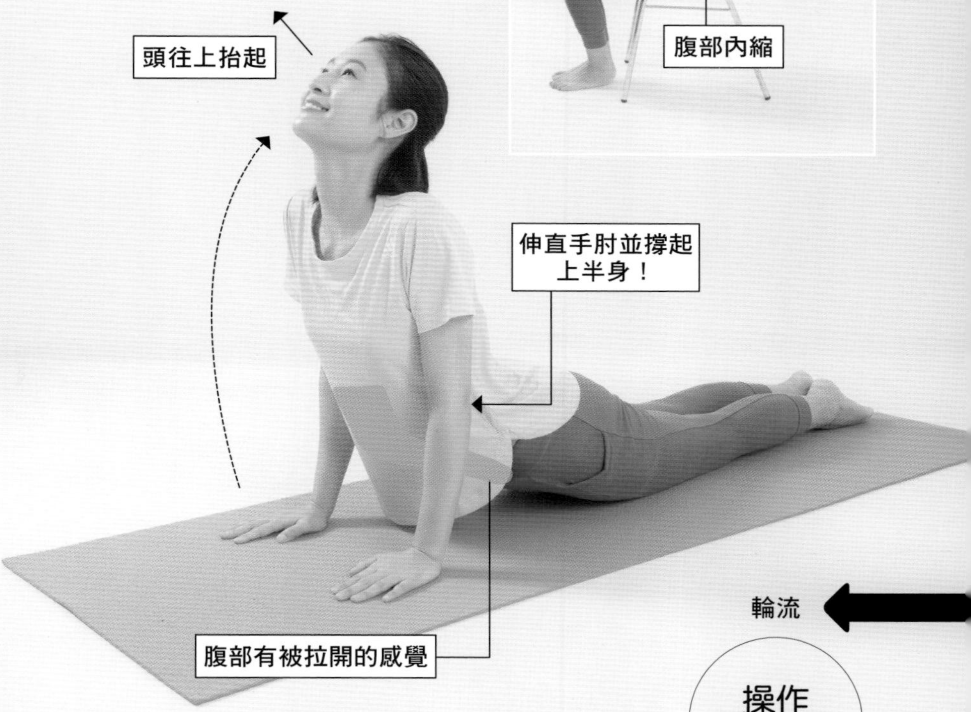

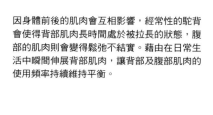

操作
10次

2

手肘伸直撐起上半身

慢慢伸直手肘撐起上半身。頭往上抬，腹部有被拉開的感覺。1～2重複10次。

改善急性腰痛的重點

目標是這個！

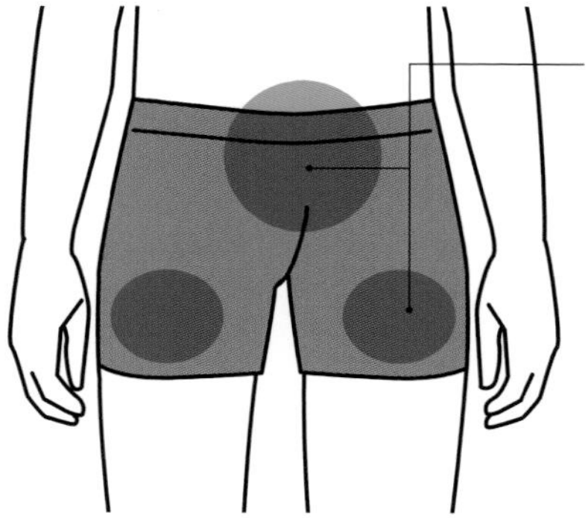

放鬆髖關節周圍肌肉

當長時間維持坐著的姿勢，會使得位在大腿根部的髖關節變得僵直，並導致支撐髖關節的肌肉及大條韌帶也跟著變硬，進而影響身體的穩定性。急性腰痛就是最大的警訊。我們可以藉由找回該有的柔軟度防止急性腰痛的出現。

突發性的「腰部扭傷」，一般稱之為急性腰痛（俗稱閃到腰），反覆發生急性腰痛的人，時常會出現**髖關節周圍肌肉及關節僵硬的狀況**。長時間的文書作業，會導致髖關節一直維持不動而變得僵硬，進一步長時間地增加腰部椎關節、肌肉、筋膜的負擔，成為造成不適的源頭。

針對預防急性腰痛，我們推薦左頁可以放鬆髖關節周圍肌肉的體操。藉由張大雙腳展開髖關節附近的肌肉，並透過左右移動舒緩薦椎。習慣這個動作後，可在不用椅子的狀態下操作，會有更佳的效果。

需準備物品

椅子

放鬆髖關節周圍肌肉

1

椅子不坐滿 雙腳張開180度

為了要拉開背肌，椅子不要坐得太深，腳尖向外盡可能地將雙腳打開。雙手放在腰部。

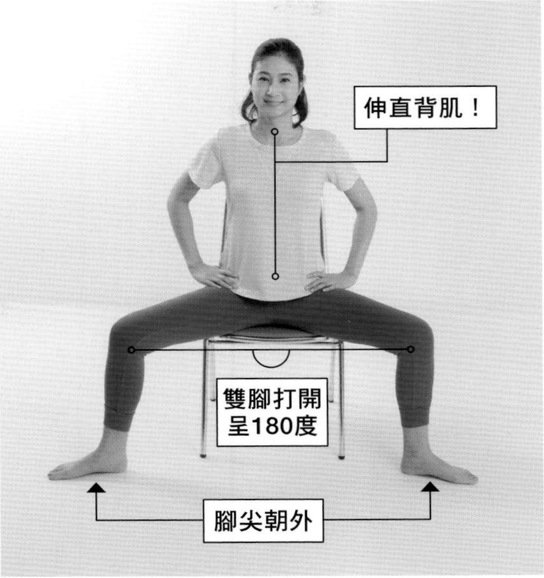
伸直背肌！
雙腳打開
呈180度
腳尖朝外

2

腰部抬起 左右搖擺

維持1的姿勢，稍微將腰部抬起並左右搖擺。一開始先維持小幅擺動，之後再慢慢加大擺動幅度。

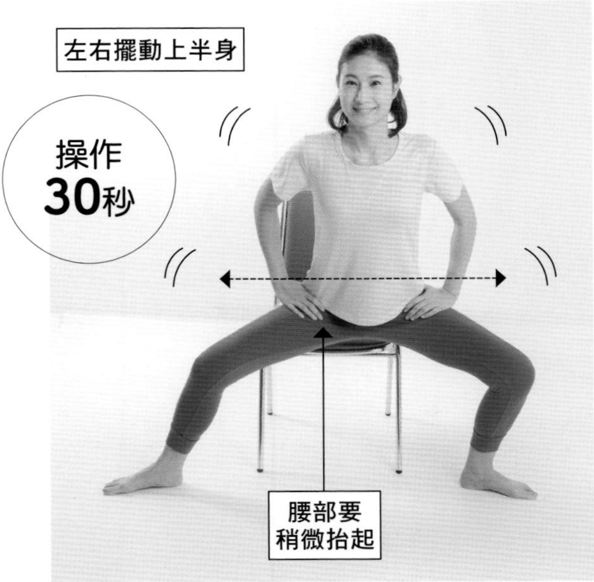
左右擺動上半身
操作
30秒
腰部要
稍微抬起

專欄
2

「抖腳」可以讓人變得健康！？

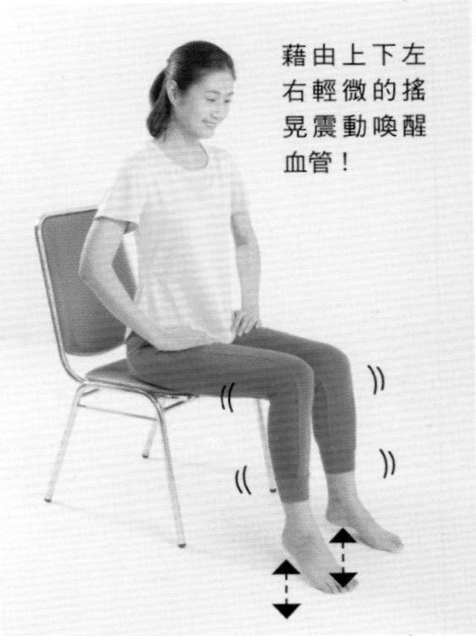

疼痛或僵硬的症狀雖可以透過按摩、揉捏、放鬆等方式獲得舒緩，但也常見到因力道過大導致微血管受傷，反而使得肌肉變得更僵硬的案例。作為專門解決身體傷痛的專業人士，我們並不推薦使用強力揉捏或按壓的按摩方式。我們一直以來想傳達的觀念，就是靠自己讓身體動起來的保養方式才是根本的解決之道。

雖然這麼說，但也可能會有「自己做動作時可能會再次引起疼痛，感覺好可怕」或是覺得「瞬效修復訓練太困難了，我做不到！」這樣的想法對吧。通常在這種情況下我會詢問他們「那你會抖腳嗎？」。雖然抖腳或許會讓人覺得不太得體，但是這種小幅度將腳前後左右移動的方式，是種對於刺激微血管相當有效的細微運動。對於覺得運動門檻太高的朋友，可以先從抖腳開始。當啟動微血管以後，肌肉也會跟著甦醒，也會慢慢變得沒那麼排斥身體的動作，相當推薦喔。

第3章

改善四十肩五十肩的瞬效修復訓練

慢性肩頸僵硬是肩膀周圍關節發炎的前兆。也就是說，引起四十肩、五十肩問題的肌肉也同樣位於胸部、腹部以及背部的區塊。因此，第一步先將這些部位的肌肉拉開，再進一步針對肩膀周圍細小的肌肉進行修護。

改善四十肩、五十肩的重點

目標是這個！

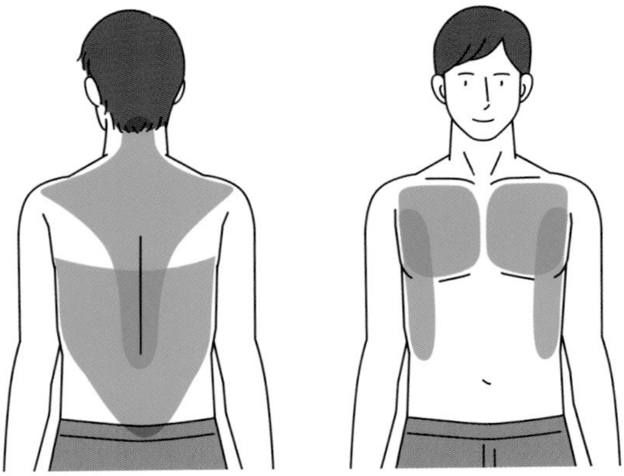

1

伸展&緊實同P26造成肩膀僵硬的肌肉群

造成肩膀不適問題的肌肉，與P26所提造成肩膀僵硬的肌肉是同一個區塊。也就是胸小肌、胸大肌以及腹肌周圍的肋間肌。肋間肌緊繃造成肩膀負擔加大。進一步使得同樣失去彈性的背部受到拉扯。

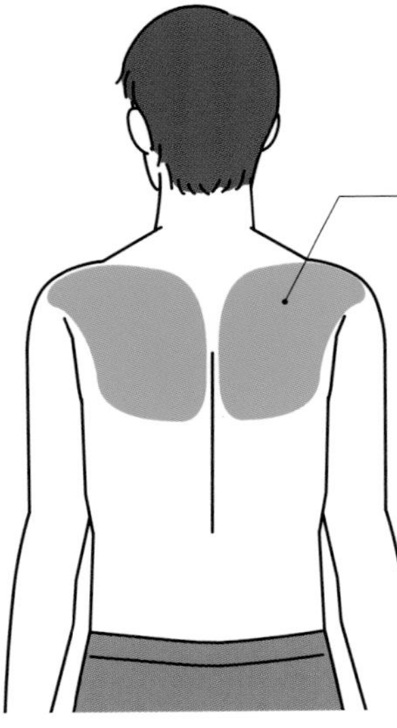

2

伸展肩膀周圍緊繃的肌肉

位於肩膀深層的肌肉群「旋轉肌」變硬，也是造成肩膀出現疼痛的原因。這時需要稍微施加壓力並活動一下，進行舒緩。

四十肩、五十肩如同其名，指的是容易在40歲後出現在肩膀周圍的發炎症狀。造成肩膀不適的原因，就如同第26頁關於肩膀僵硬問題的解說，是因緊縮的胸腹部肌肉拉扯所致。同時，胸腹部肌肉緊縮，便會造成駝背。因此，**解決方法與舒緩肩膀僵硬的方法相同，需要藉由伸展緊縮的胸腹部肌肉，幫助背部周圍肌肉變得緊實，以此達到改善肩膀不適的效果。**

先試試，將左手確實放在右邊的胸部及側腹的位置，再試著將右手上舉。這種非常難將手舉高的感覺，就能更明確感受到「胸部及側腹緊縮導致右手臂上舉困難」所代表的意思。在這種狀態下，如果勉強手臂動作會導致肩膀的肌肉及關節疼痛。

舒緩大塊的肌肉，也有益放鬆肩膀內側的小肌肉。因此，**我們的目標是覆蓋在肩膀表層三角肌內側的肌肉群「旋轉肌」**。這個部位負責控制手臂上舉、下放以及旋轉，是相當容易受傷的肌肉群。

但請各位注意，這些操作都必須在發炎症狀減緩並無疼痛的狀態下進行操作。

1 伸展&緊實造成肩膀僵硬的肌肉群

需準備物品
牆壁

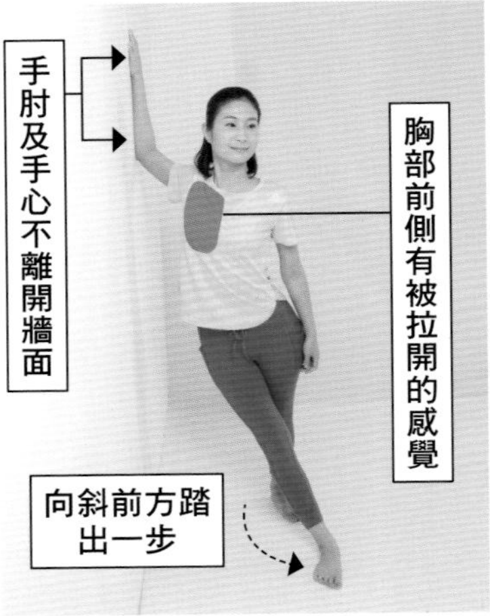
手肘及手心不離開牆面
胸部前側有被拉開的感覺
向斜前方踏出一步

1 伸展胸部（p28）

2 伸展側腹（p30）

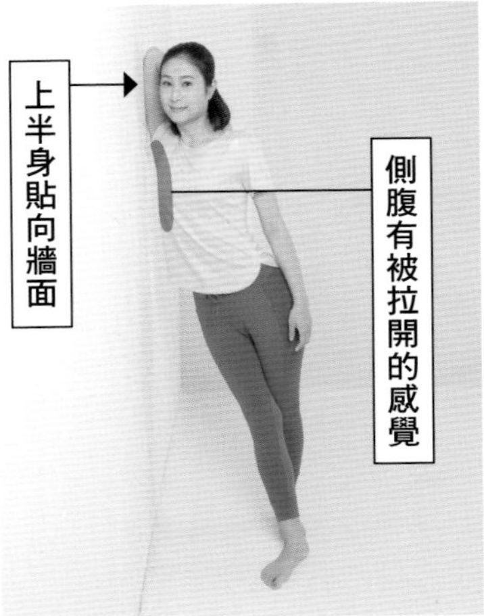

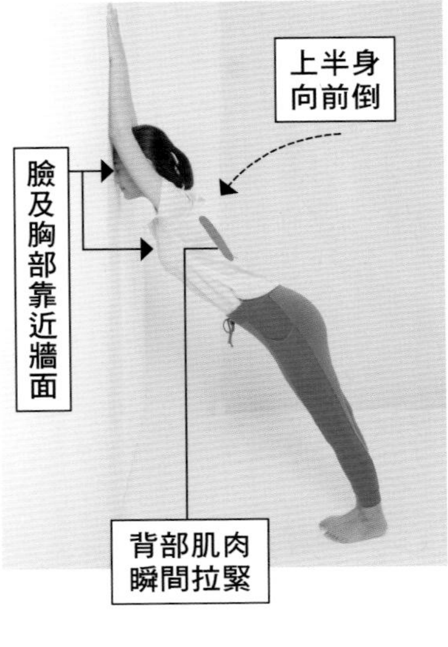

3 緊實後背周圍肌肉（p32）

需準備物品

彈力帶

2-1 伸展肩膀周圍緊繃的肌肉

1

雙手握住彈力帶 彈力帶繞過背部

彈力帶繞過背部，雙手分別拿著彈力帶兩端。單手插腰，另一隻手將腋下夾緊，伸出大拇指開始向身體的側邊伸展。這時需注意彈力帶伸展時要高過的位置。

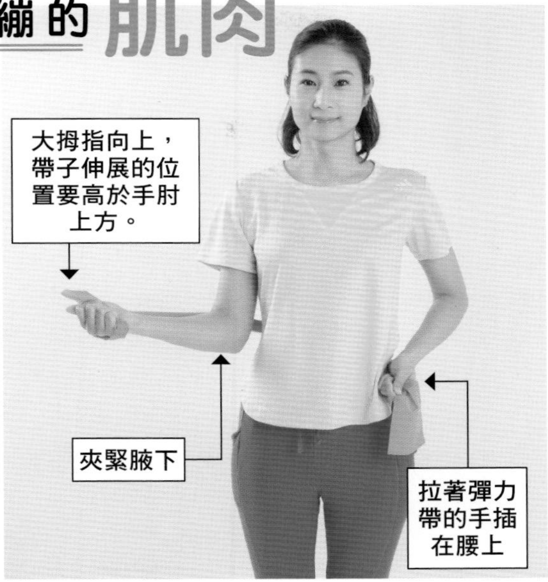

大拇指向上，帶子伸展的位置要高於手肘上方。
夾緊腋下
拉著彈力帶的手插在腰上

從後方看過去…⬇

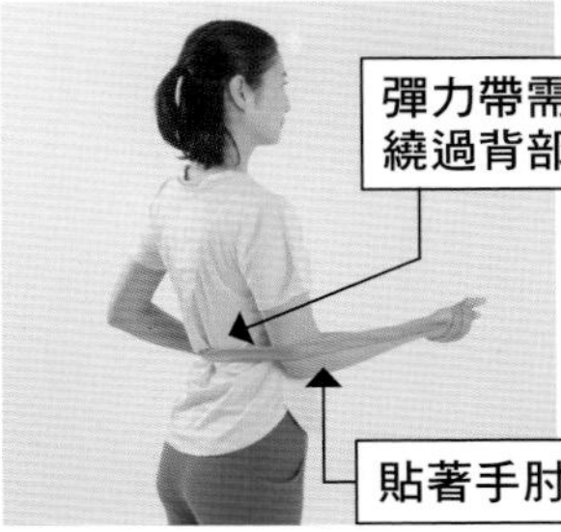

彈力帶需繞過背部
貼著手肘繞過手臂

2

手肘向內彎

腋下確實夾緊，往內側移動時帶子要高過手肘。**1～2**重複10次。另一邊做法相同。

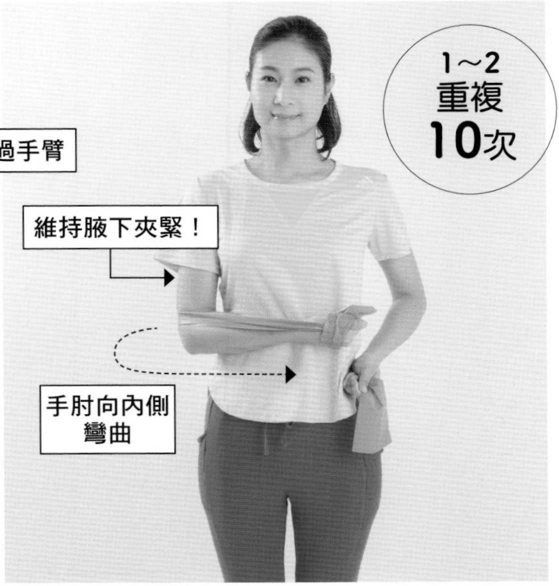

1～2
重複
10次
維持腋下夾緊！
手肘向內側彎曲

2 -2
伸展肩膀周圍緊繃的肌肉

1
雙手握住彈力帶拉到身體前方

雙手分別握住彈力帶兩端，拉到身體前方。單手放在腰後，另一隻手臂與手肘成直角彎曲並向前伸。這時將腋下夾緊，拇指向上。

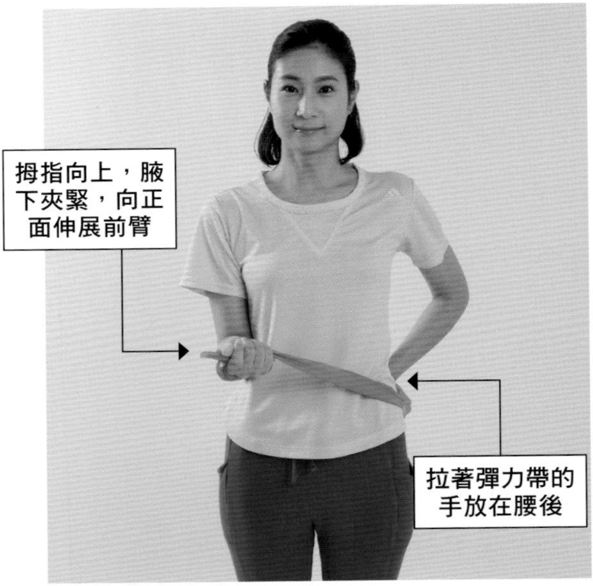
拇指向上，腋下夾緊，向正面伸展前臂
拉著彈力帶的手放在腰後

2
前臂向外側拉開

確實夾緊腋下，從手肘開始將前臂盡可能向外側打開。**1～2**重複10次。另一邊做法相同。

1～2重複10次

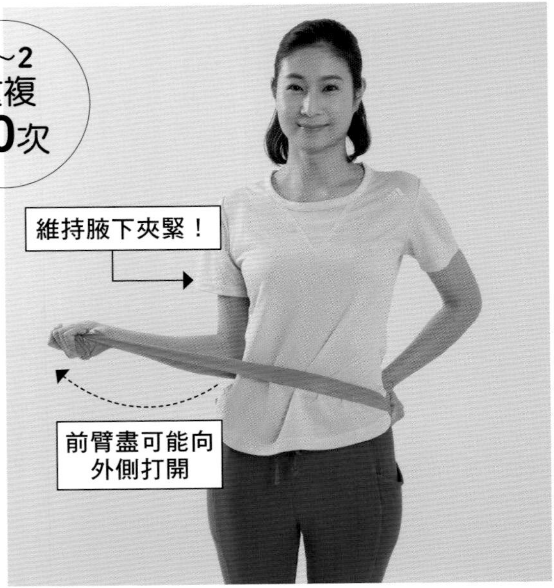

痛到不行！的時候……這樣也OK！

1～2
重複
10次

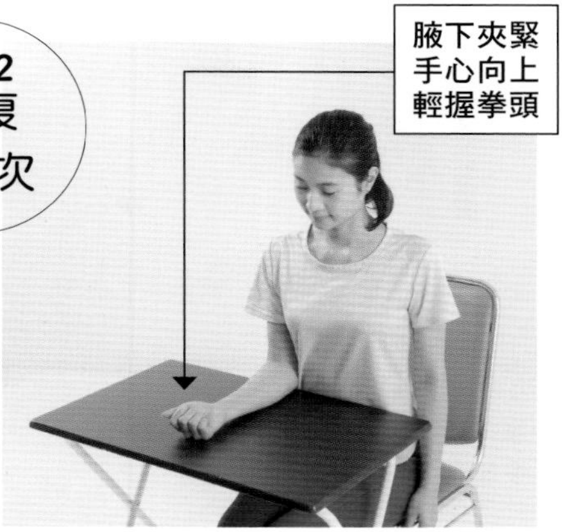

1 前臂靠在桌上

在桌子前坐正，將前臂放在桌上。將腋下夾緊，手心朝上輕握拳頭。

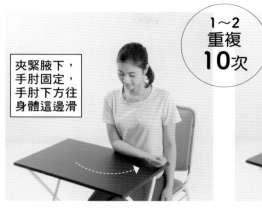

2 前臂往身體這邊滑動

確實夾緊腋下，將手臂往身體這邊滑動。**1～2**重複10次。另一邊做法相同。

3～4
重複
10次

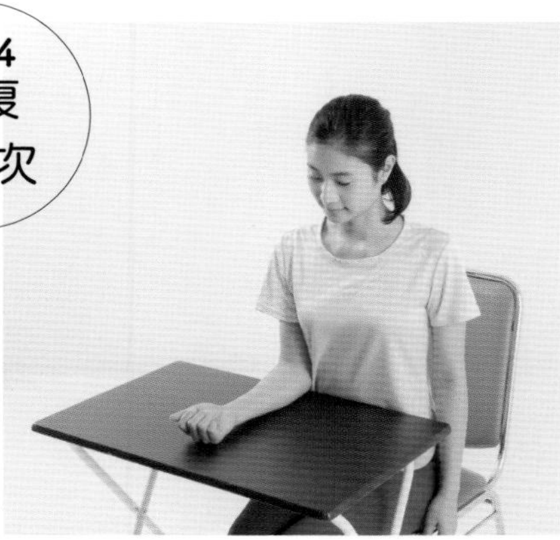

3 回到和1一樣的位置

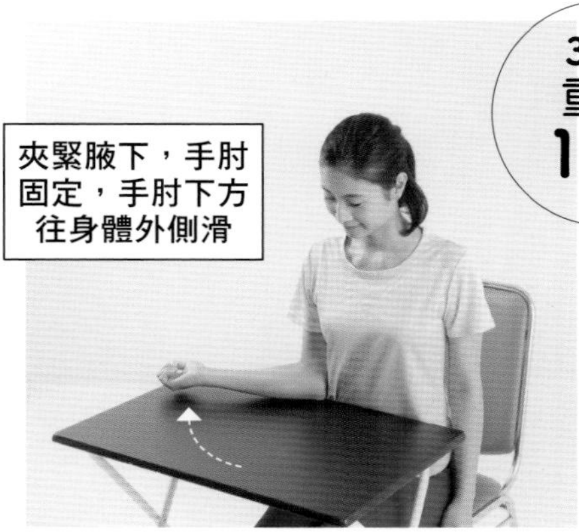

4 前臂往身體外側滑動

確實夾緊腋下，這次將手臂往身體外側滑動。**3～4**重複10次。另一邊做法相同。

2-3
伸展肩膀周圍緊繃的肌肉

1
用腳踩住彈力帶的一邊，並用手拉住另一邊

用腳踏著一邊的彈力帶，並用另一隻手將彈力帶拉緊。

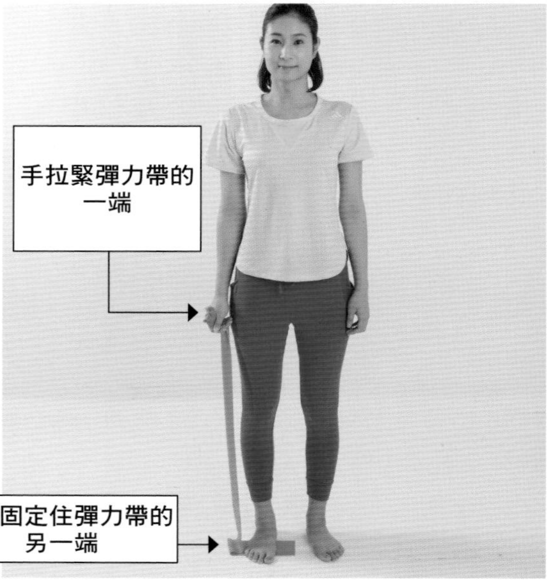
用腳固定住彈力帶的另一端

2
將手臂上舉與肩同高

拉著彈力帶的手伸直上拉到肩膀的高度，維持水平。**1～2**重複10次。另一邊做法相同。

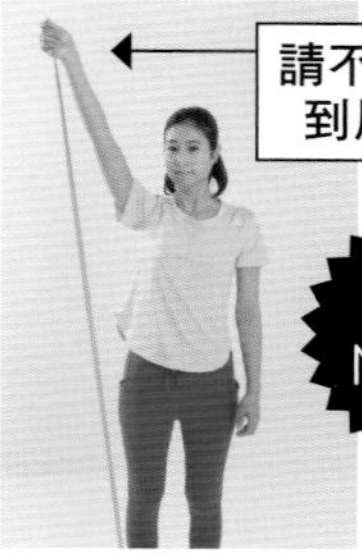

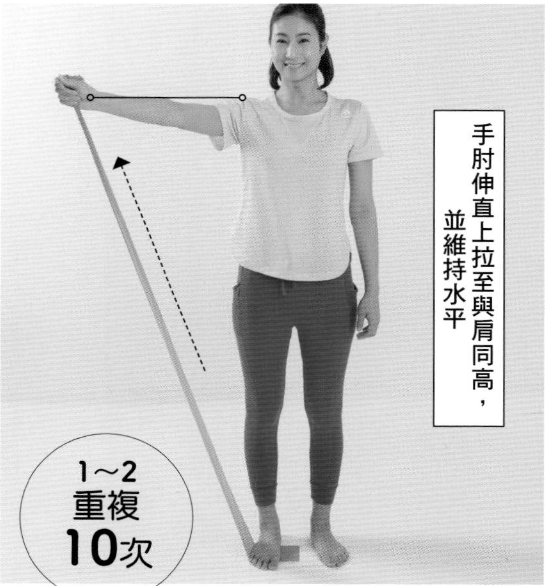

痛到不行！的時候……這樣也OK！

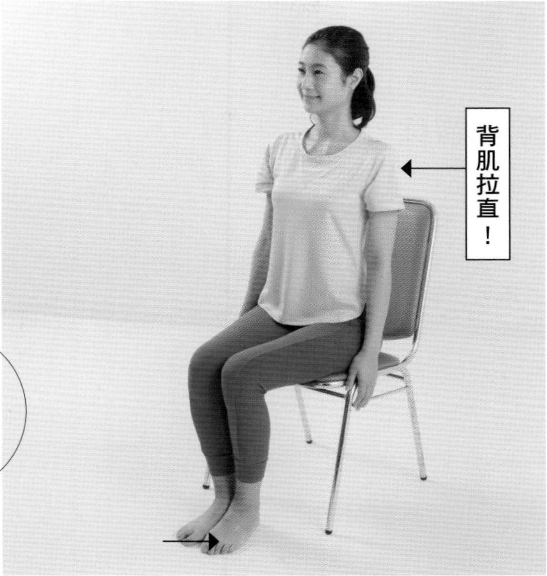

1

採坐姿
並伸直背肌

伸直背肌，坐在椅子上，
雙手手臂自然下垂。

1～2
重複
10次

2

手臂上舉
與視線同高

單手手臂伸向斜前方45度的位置，與視線同高。**1～2**重複10次。另一邊做法相同。

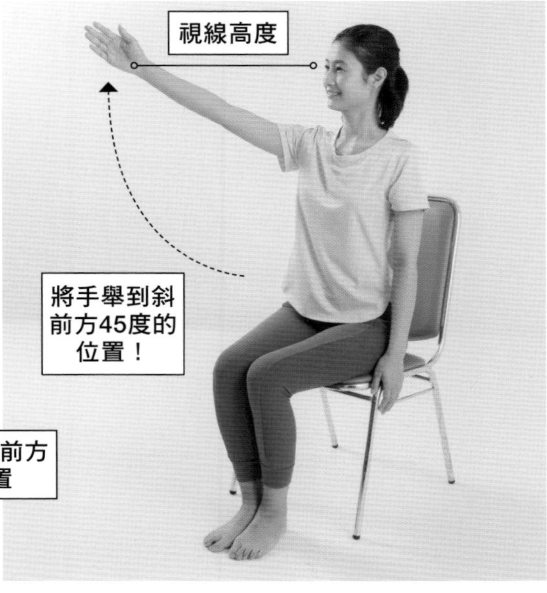

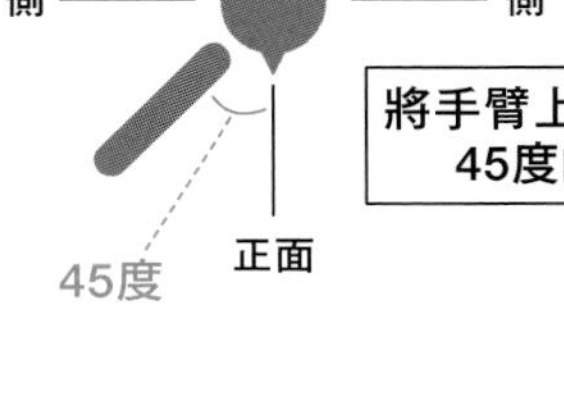

將手臂上舉至前方45度的位置

專欄
3

感覺疼痛時使用 冰敷的效果

運動現場，當運動員在練習前後告知有疼痛不適的狀況時，我們大多會採取「冰敷」的治療方式。這是相當簡易的處理方式，可以透過降低疼痛部位的溫度減緩發炎帶來的痛楚，也有舒緩肌肉的效果。現在，對專業的運動員來說，運動後以冰敷進行保養已經成為相當有效的常識修復法。當大家在做完瞬效修復訓練或是在日常生活中稍微感到不適或疼痛時，也推薦養成冰敷的習慣。另外，市面上販售的藥膏貼布也是一個不錯的選擇，但也常見因過度使用造成皮膚搔癢的狀況。冰敷則沒有這方面的困擾。我們使用的是專用的防水袋狀用具（如上圖）。放入數個冰塊，壓在疼痛的患部直到緩解即可。這在藥妝店皆有販售，平時備著非常方便。或者是將塑膠袋套個兩層，然後放入冰塊綁緊後使用也OK。

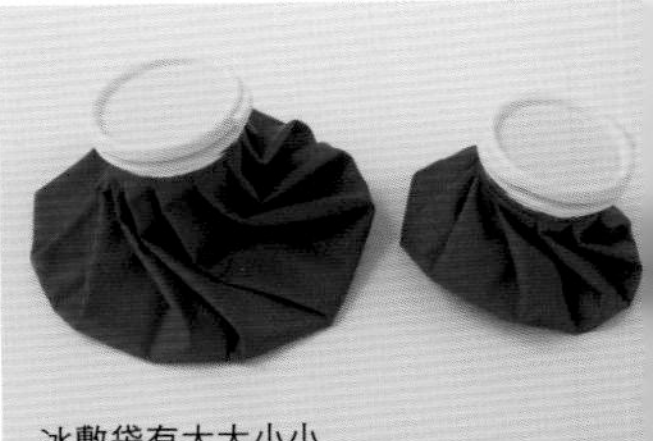

冰敷袋有大大小小不同的選擇

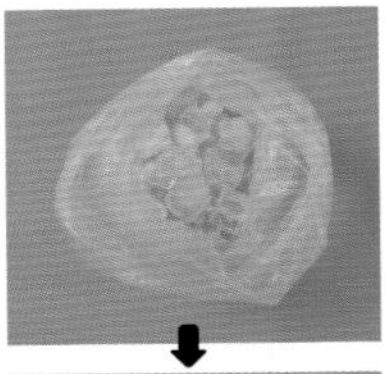

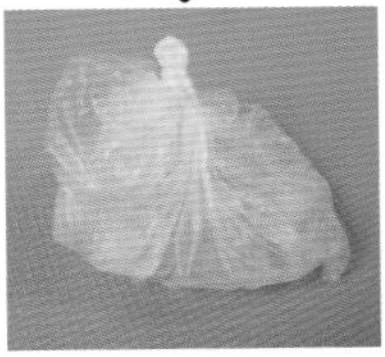

也可將塑膠袋套個兩層，放入冰塊綁緊後作為冰敷袋使用

第4章

改善手腕疼痛的瞬效修復訓練

即使沒有跌倒等受傷的狀況，反覆且過度使用手腕、前臂、肩膀肌肉，使其緊繃的話也非常可能引起手腕疼痛。本章節將介紹如何藉由放鬆目標肌肉，達到有效修復、舒緩不適的效果。

改善手腕疼痛的重點

目標是這個！

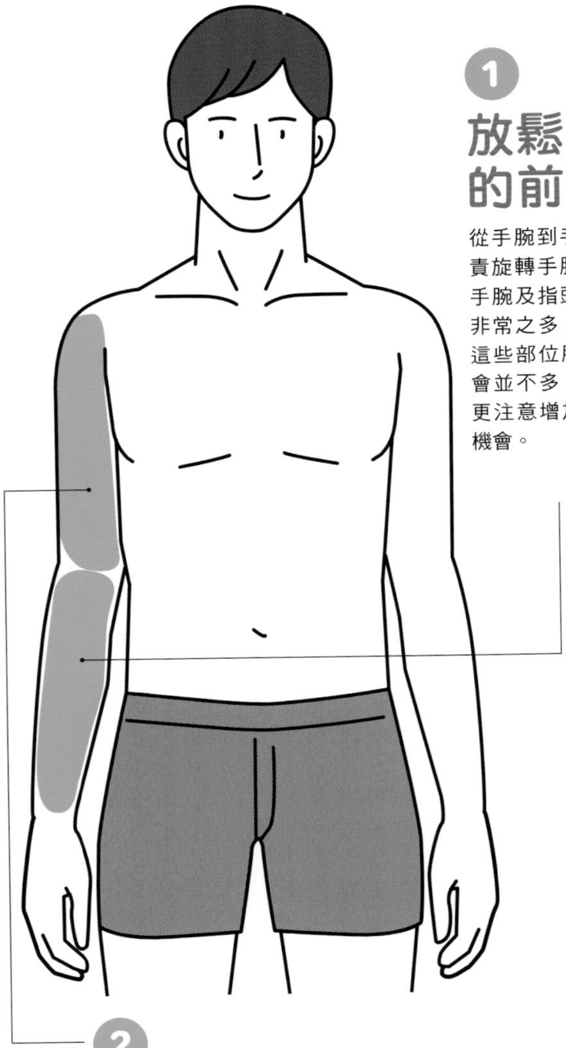

1 放鬆緊繃的前臂

從手腕到手肘，負責旋轉手腕、彎折手腕及指頭的肌肉非常之多。但伸展這些部位肌肉的機會並不多，所以需更注意增加伸展的機會。

2 放鬆緊繃的上臂

彎折手肘時會使用「上臂三頭肌」、「上臂二頭肌」。前臂的肌肉收縮會帶動手肘的動作，與之連動的上臂肌肉也會跟著變硬。所以手腕及前臂的肌肉也需一起放鬆。

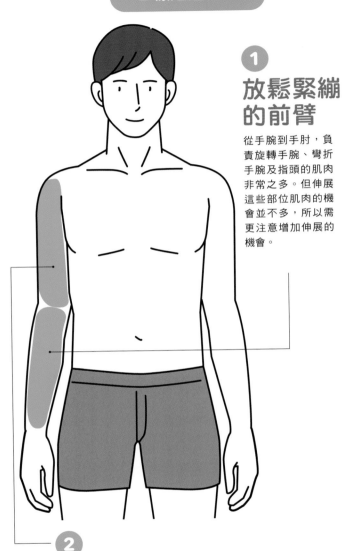

如果過度使用出現疼痛不適狀況的手腕，即使沒有受傷或跌倒，因長期超額負荷的疲勞累積，手腕才會出現突發性的疼痛。手腕的疼痛除了因其周圍的細小肌肉收縮變硬所引起，也與位在上臂、前臂的數個肌肉出現僵直的情形有極大的關聯。

如果說「手腕的疼痛與手臂有關」，各位會不會覺得有些不可思議呢。**前臂有控制手指及手腕動作的各種肌肉**。像是手握物品使其旋轉、手持物品或是彎折手腕的肌肉等，負責我們手部各種動作的肌肉，都位在手腕到手肘這段前臂的位置。因此，手腕及手部的負擔，就會造成前臂肌肉出現收縮變硬狀況。

手腕的負擔也會從前臂延伸至上臂，並影響到肩膀周圍的肌肉——特別是「上臂三頭肌」的肌肉收縮，進一步併發肩膀痛的案例也不在少數。我們是透過從手臂到手指上相當多不同種類的肌肉通力合作才可做出各種精密的動作。因此，不只是手腕的修復訓練，我建議要結合上臂、前臂進行一套完整的修復規劃。

1-1

放鬆緊繃的前臂

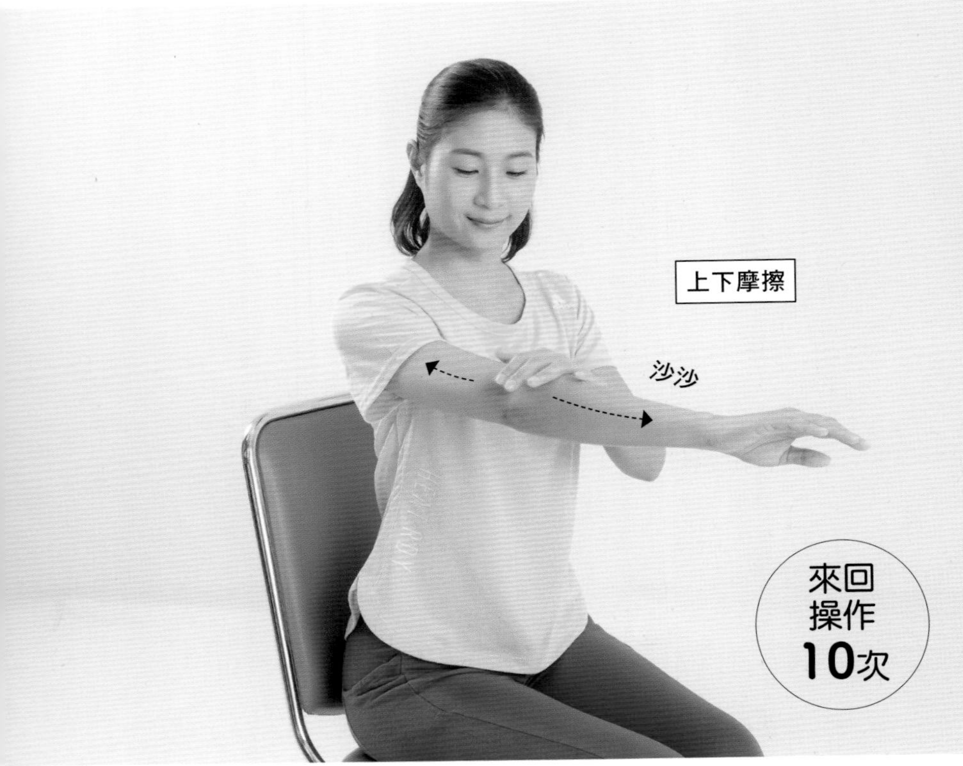

1

上下摩擦手腕疼痛的那隻手臂

寒冷是導致肌肉變硬的要因之一。首先，使用手心摩擦整條手臂，促進血液循環當作暖身。從手部到手腕、手腕到前臂、前臂到手肘、手肘到上臂，溫柔仔細地摩擦吧。

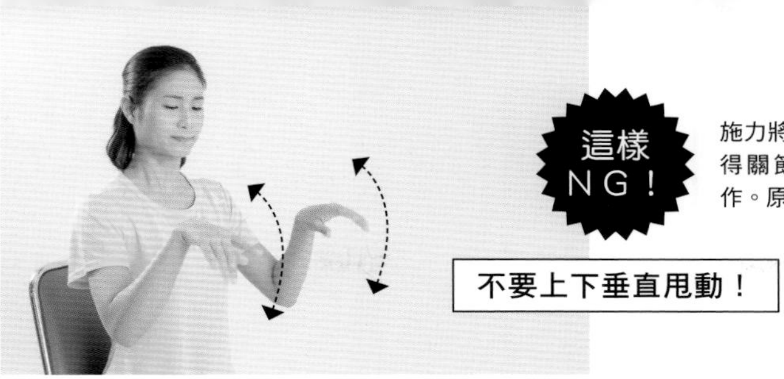
這樣
NG！
不要上下垂直甩動！

施力將手腕上下甩動，這樣會使得關節負擔加劇，是NG的動作。原則是向左右橫向甩動！

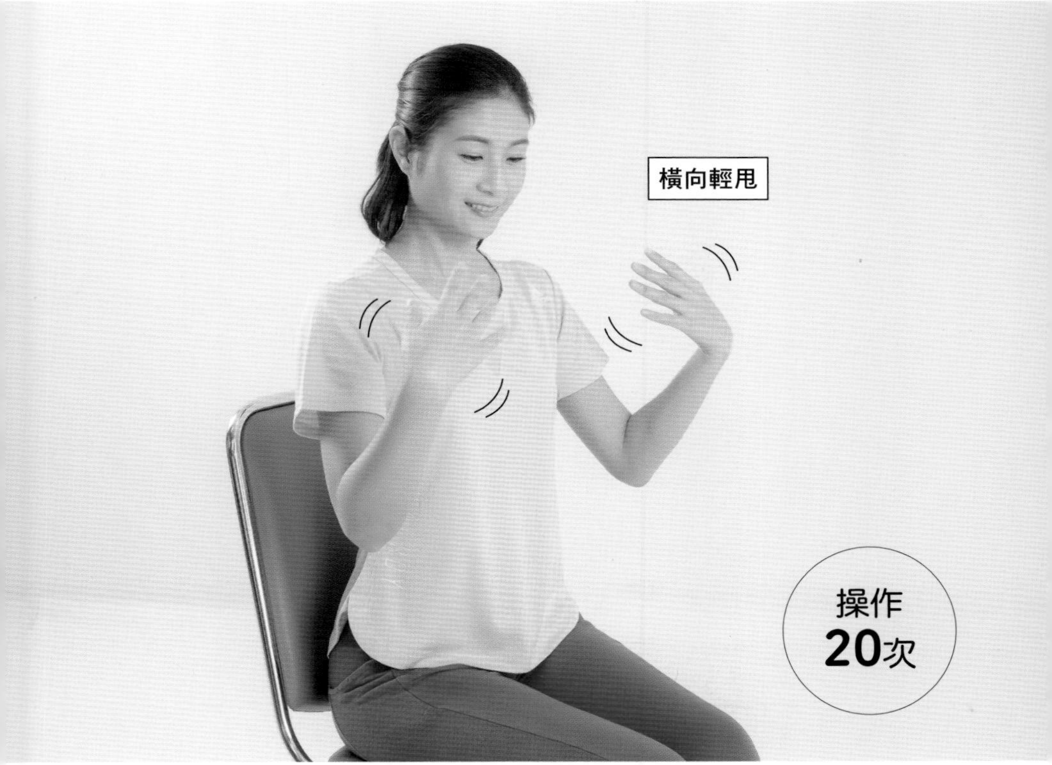
橫向輕甩
操作
20次

2

手往橫向輕輕甩動

雙手手腕向左右輕輕甩動，更進一步地促進血液循環。輕微的運動能傳達到上臂，讓人感受到被溫柔地放鬆舒緩。

1-2
放鬆緊繃的前臂

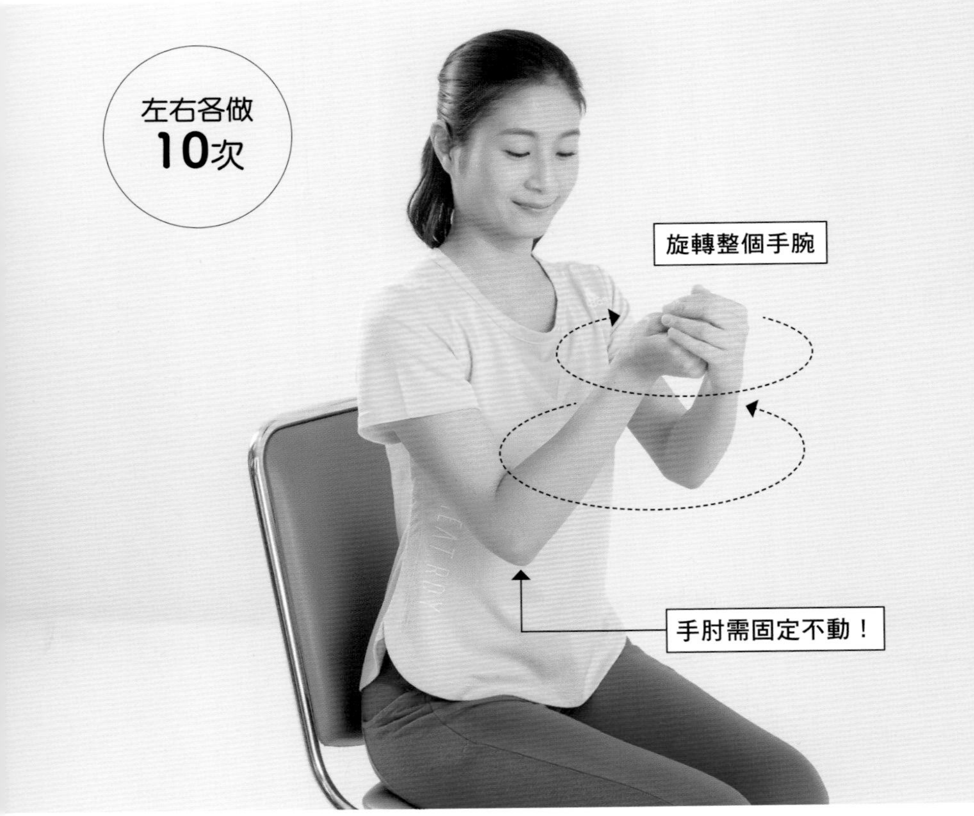
左右各做
10次
旋轉整個手腕
手肘需固定不動！

雙手握住
旋轉手腕

雙手握住，腋下夾緊、固定手肘，慢慢地旋轉手腕。一開始先小幅度旋轉，之後再慢慢加大。目標是右邊10次、左邊10次。

2

放鬆緊繃的上臂

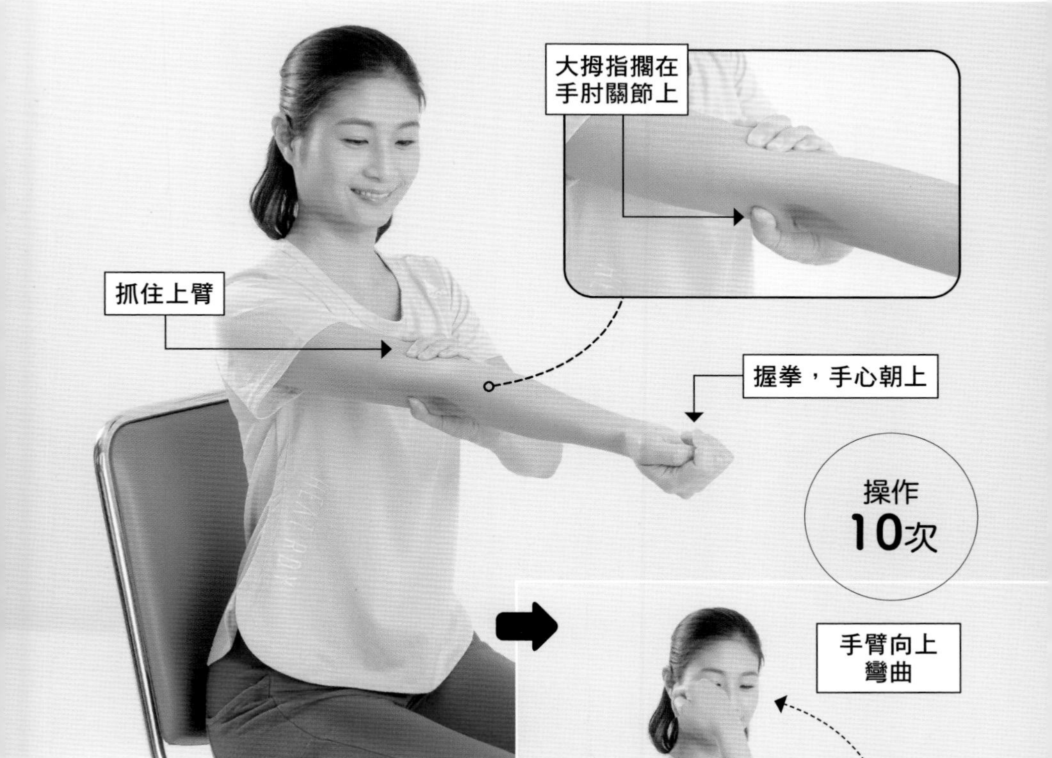

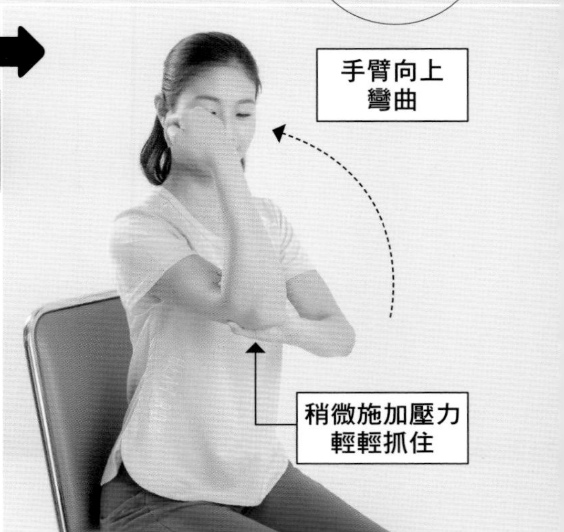

手臂彎折伸展

手心向上伸展手臂並輕輕握拳。另一隻手的大拇指擱在手肘關節上，其餘四指包住手肘內側。輕輕地抓住手肘，將手臂往身體方向彎曲。操作10次。另一邊做法相同。

專欄
4

超EASY的腦部訓練！
空氣彈琴

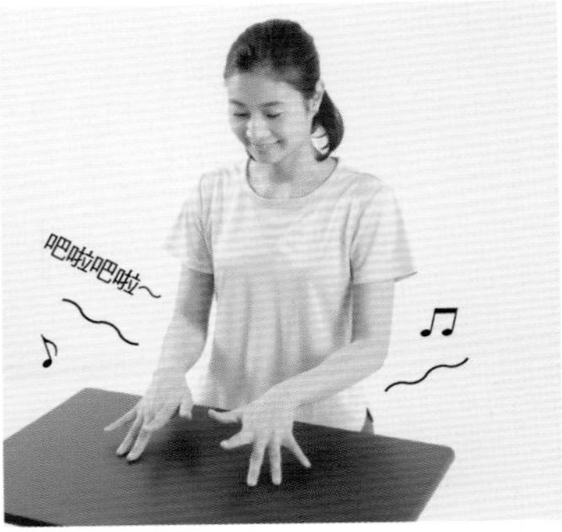

根據研究，玩需要用到雙手的遊戲、彈鋼琴等都可以活化腦部血液流動。也有手指運動對腦部有正向影響的說法。實際上，我在醫院進行運動指導教學時，也會教導患者充分活動手指的方法。即便是坐輪椅的人，不受限地點，同樣能自由地進行手指動作。動作的目的不是要消耗體力，而是要進行腦部訓練，相當推薦。

其中我很推薦的是「空氣彈琴」這種訓練方式。

這是一個將雙手手指輕敲茶几模仿彈琴的動作。一開始可以讓左右手保持相同的動作，習慣後再改為不同的動作，並且盡可能快速地活動手指。如此一來，就會發現這件事其實意外地有難度、意外地需要動動腦筋。

除此之外，像是習慣玩翻花繩或裁縫等需要使用手指的作業，對於維持大腦的年輕度也很有幫助，十分推薦大家試著去做做看。

第5章

改善頭痛的瞬效修復訓練

沒有感冒卻時常發生慢性頭痛的問題，這可能是因臉部、頸部周圍的肌肉緊繃所致。這種「緊張型頭痛」可透過瞬效修復訓練放鬆肌肉壓迫的狀態，達到緩和疼痛的效果。

改善頭痛的重點

目標是這個！

2 放鬆頭部肌肉

「側頭肌」等大塊的咀嚼肌集在頭部，除了牙齒緊咬的動作外，也容易因壓力而出現緊繃的情形。

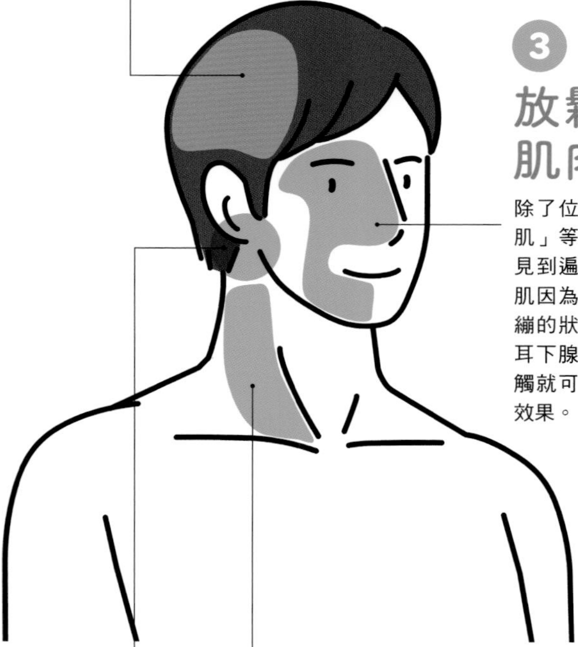

3 放鬆臉部肌肉

除了位於臉頰的「嚼肌」等咀嚼肌，也常見到遍布全臉的表情肌因為壓力而變得緊繃的狀況。表情肌與耳下腺相同，只要輕觸就可以達到舒緩的效果。

4 放鬆頸部肌肉

位於頸部兩側的「胸鎖乳突肌」可說是易僵硬的肌肉代表。與頭部血液循環不佳、頭痛的出現有密切關聯，需同步保養。

1 放鬆下顎

耳朵下方有被稱為「耳下腺」的唾腺，而其下方則有控制臉部表情的顏面神經通過。因此，只要輕輕按摩耳朵下方，便可舒緩臉部的肌肉，緊繃的下顎也會自然而然地放鬆。

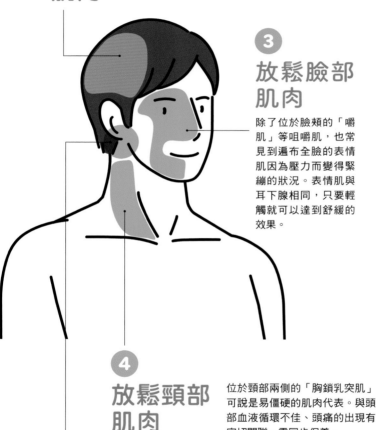

在辦公室工作時，是否常不自覺地緊咬牙齒呢？或是在睡覺時在無意識之間磨牙或咬緊牙關，這樣的人應該也不在少數吧。其中也有因為這樣的狀況導致臼齒疼痛的案例。

經常性維持緊咬牙齒的狀態，會造成我們在咀嚼時使用的臉部、頭部肌肉、下顎關節等區塊承受過度的壓力，與頭痛及肩膀僵硬的出現息息相關。這就是所謂的「緊張性頭痛」，其特徵是整個頭會突然像是被綁住一樣的疼痛。

遇到這個狀況的處理方式是**先將嘴巴打開，藉此舒緩位於頭部及臉部在咀嚼時會用到的「咀嚼肌」**。咀嚼肌分成位於頭部側面的「顳肌」，位於兩頰的「咬肌」、「翼內肌」，以及連結上顎及耳朵的「翼外肌」四個部分。

另外，位於下顎下方的「舌骨肌」及耳朵周邊細小的「耳肌」也容易出現僵硬的狀況，要同時舒緩放鬆。

再來，頸部僵硬也會使得臉部及頭部周圍的血液循環不佳，更是造成頭痛的原因之一。接下來要介紹「改善頭痛的瞬效修復訓練」，可舒緩頸部兩側的「胸鎖乳突肌」，用以達到促進血液循環的效果，請務必試試。

1
放鬆緊張的下顎

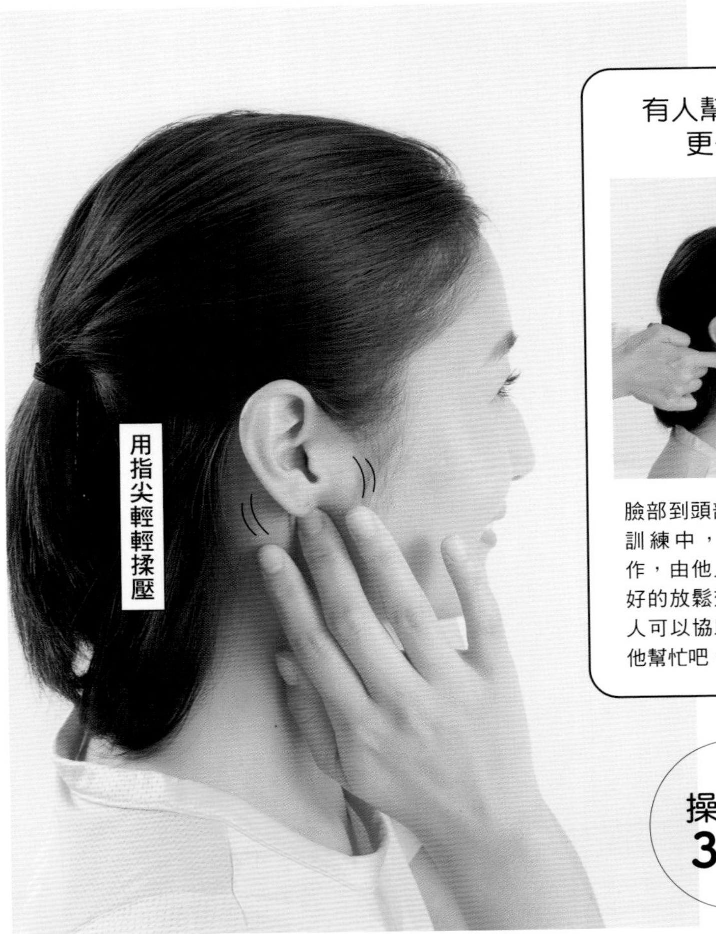

有人幫忙效果更佳！

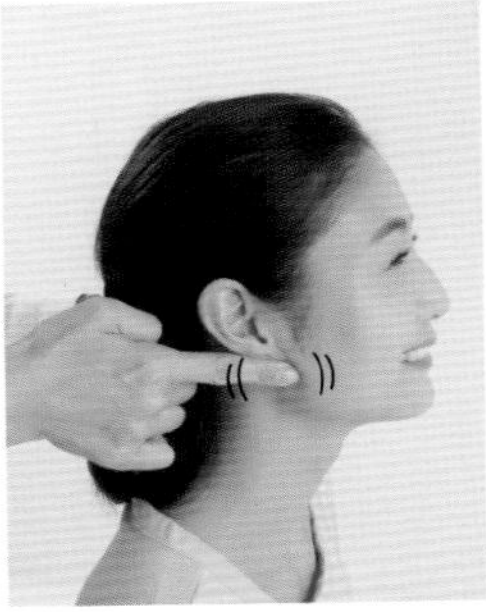

臉部到頭部的瞬效修復訓練中，比起自己操作，由他人協助能有更好的放鬆效果。如果有人可以協助的話，就請他幫忙吧。

操作約30秒

使用指尖按揉耳朵根部

以中指輕碰耳垂根部，往前後輕柔地搖晃按摩。這個位置有許多細緻的神經通過，所以秘訣是手指要好像有壓到、又好像沒有壓到一般輕輕地操作。如此一來下顎緊繃的狀況就可立即改善。

2 放鬆緊繃的頭部肌肉

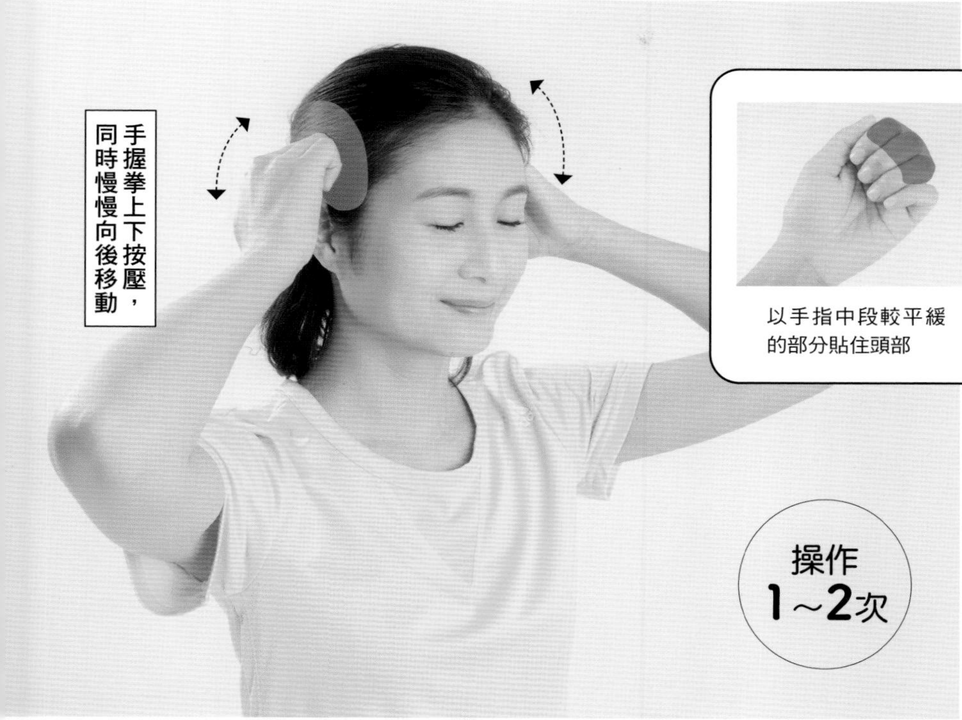
手握拳上下按壓，
同時慢慢向後移動

以手指中段較平緩的部分貼住頭部

操作
1～2次

握拳按摩頭部側面

雙手握拳，以第2關節較為平坦的位置輕貼頭部，柔和地上下按壓。力道以感覺舒適為標準進行調整，分成數個區塊慢慢地前後移動拳頭進行按摩。

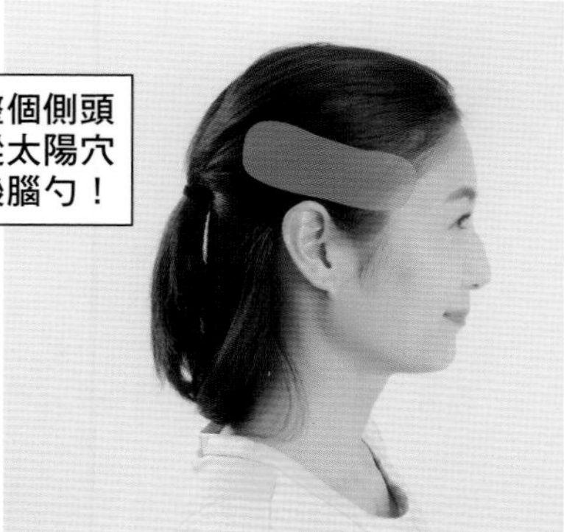
按摩整個側頭部，從太陽穴按到後腦勺！

3

放鬆緊張的臉部肌肉

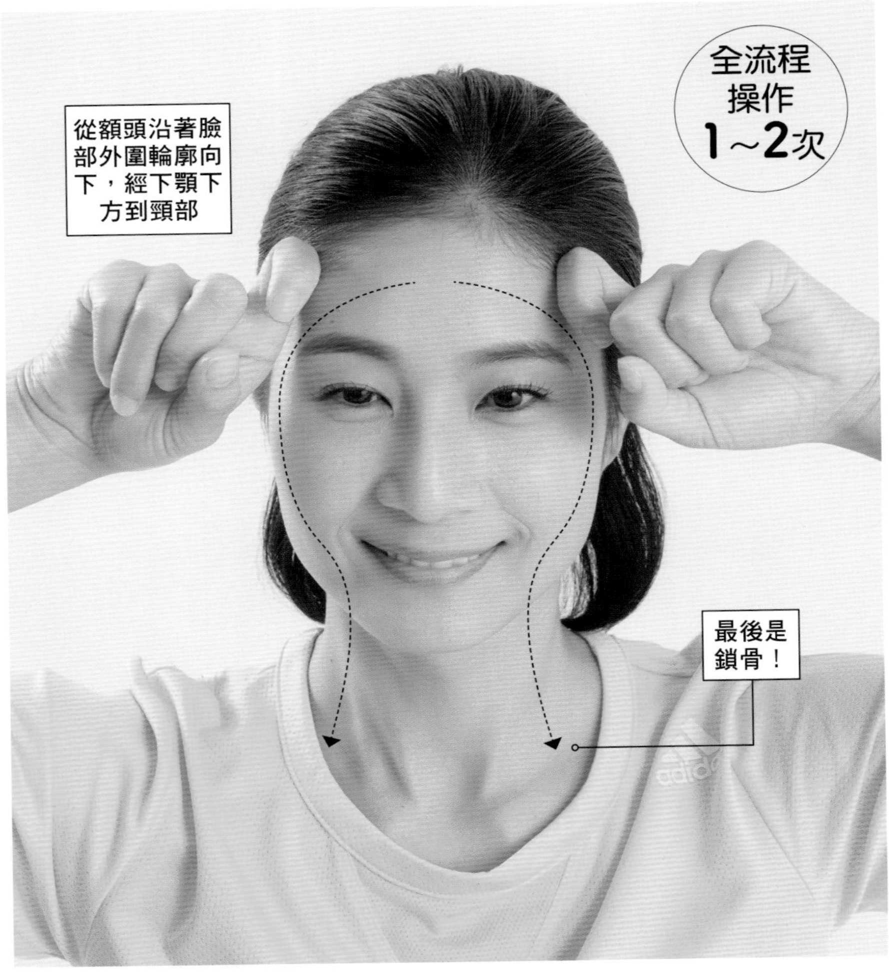
全流程
操作
1～2次
從額頭沿著臉部外圍輪廓向下，經下顎下方到頸部
最後是鎖骨！

1 從額頭開始！

彎折食指呈圓弧狀，將第2關節平坦的位置對準額頭的中間，由額頭開始沿著臉部外圍輪廓，往下顎下方、頸部到鎖骨進行按摩。就像是將疲勞由額頭流動到鎖骨的感覺。

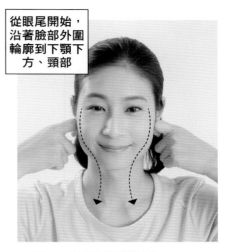

2 從眼尾開始

使用與1相同方式，從眼尾開始沿著臉部外圍輪廓，往下顎下方、頸部到鎖骨進行按摩。

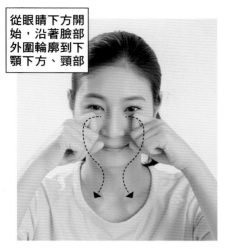

3 從眼睛下方開始

從眼睛下方開始，稍微往外經顴骨、嘴角，往下顎下方、頸部到鎖骨進行按摩。

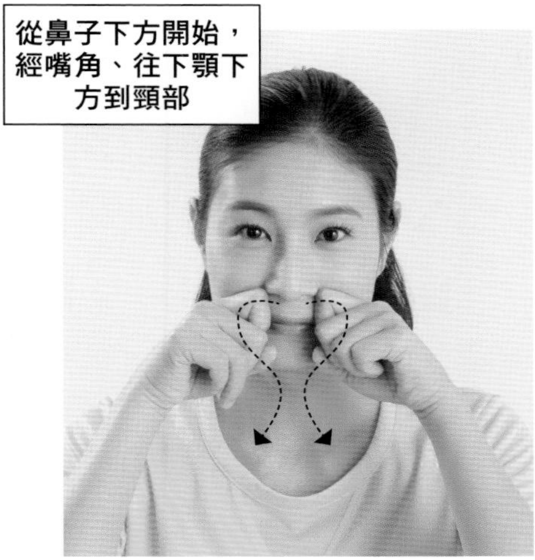

4 從鼻子下方開始

從鼻子下方開始，稍微往外經嘴角、下顎下方，往頸部、鎖骨進行按摩。

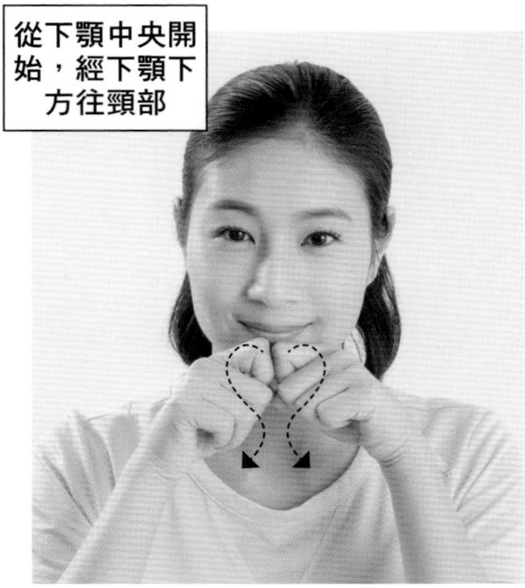

5 從下顎開始

從下顎的中央開始，稍微往外經下顎下方、頸部到鎖骨進行按摩。

4

放鬆緊繃的頸部肌肉

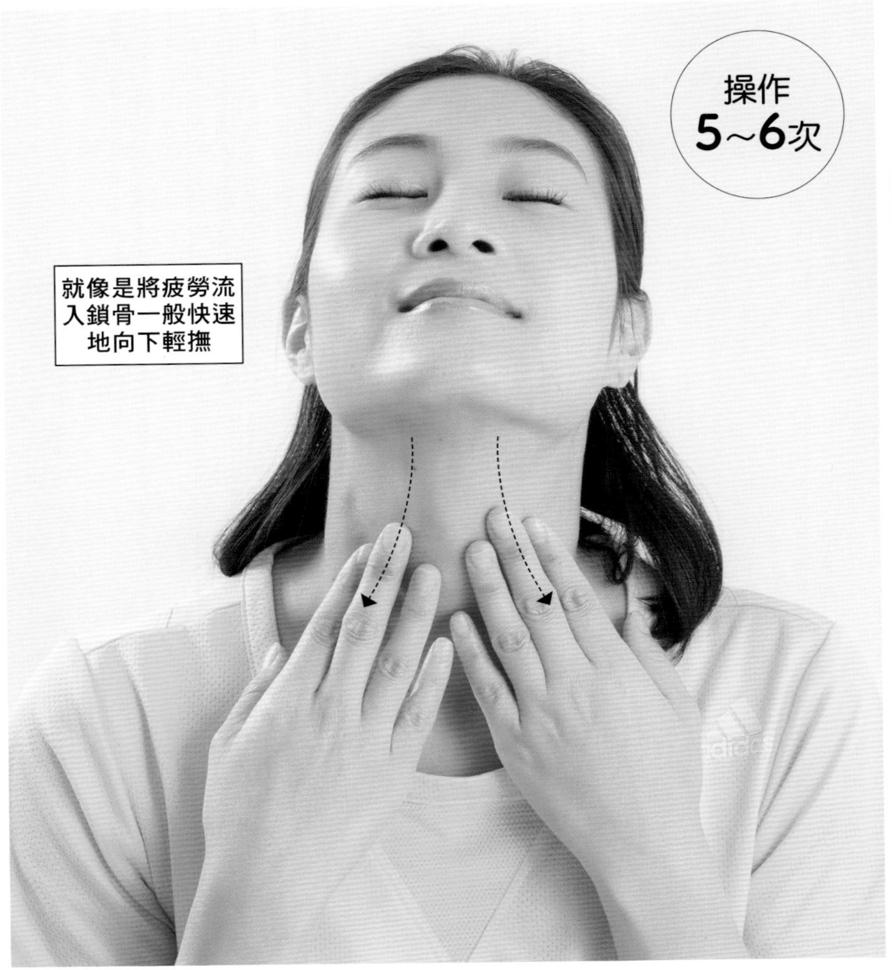
操作
5~6次
就像是將疲勞流入鎖骨一般快速地向下輕撫

以指尖輕撫頸部

以雙手手指輕觸下顎下方並快速地輕輕往下撫摸到鎖骨的位置。就像是將全部的疲勞流入鎖骨的感覺。

第6章

改善喉嚨不適感的瞬效修復訓練

明明沒有東西卡住喉嚨，卻有異物及壓迫感，隨年齡增長，這種找不出原因的困擾也越來越多。還有，肌肉的老化或許也是原因之一。請務必嘗試伸展喉嚨周圍緊繃的肌肉。

目標是這個！

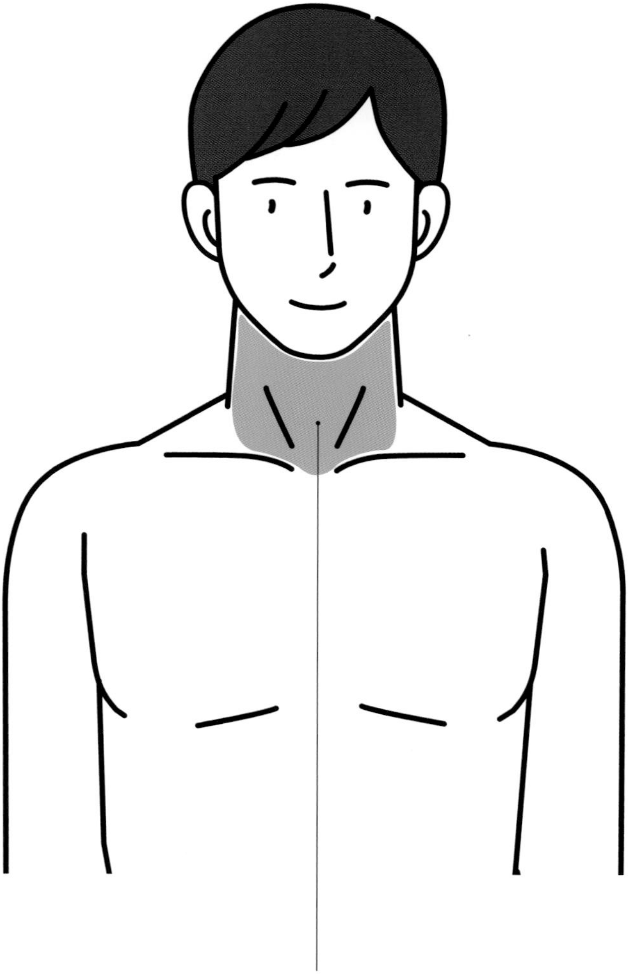

改善喉嚨不適感的重點

伸展頸部**延伸**到胸部的肌肉

為了改善駝背及頸部前傾的狀況，目標要放在從喉嚨到胸部過度收縮的肌肉。藉由訓練下顎下方延伸到鎖骨的「舌骨肌」及頸部兩側的「胸鎖乳突肌」，找回應有的柔軟度。

喉嚨感覺卡卡的、有異物感或是壓迫感等不適症狀，是中高齡後常出現的問題。即便到耳鼻喉科檢查，也看不出有發炎或是長息肉的狀況，原因不明的案例也不在少數。我們稱這樣的不適為「咽喉頭異常感症」或是「喉球症」，這種不適被懷疑是因壓力引起。

如果喉嚨的不適經檢查沒有其他特別問題的話，可以試試下一頁所介紹、能夠舒緩喉嚨附近緊繃狀況的瞬效修復訓練。**長時間因駝背導致脖子前傾的姿勢，喉嚨也易處於無法休息的狀態。如此一來，喉嚨周邊的肌肉過度收縮，就會出現堵塞或異物感。**所以我們要透過胸部到喉嚨的伸展，幫喉嚨周圍變硬的肌肉找回應有的柔軟度。

另外，壓力造成的自律神經失調也會使得喉嚨變得緊繃。在伸展胸部到喉嚨的肌肉時，同時進行深呼吸，就有辦法調節自律神經的平衡。

伸展頭部延伸到胸部的緊繃肌肉

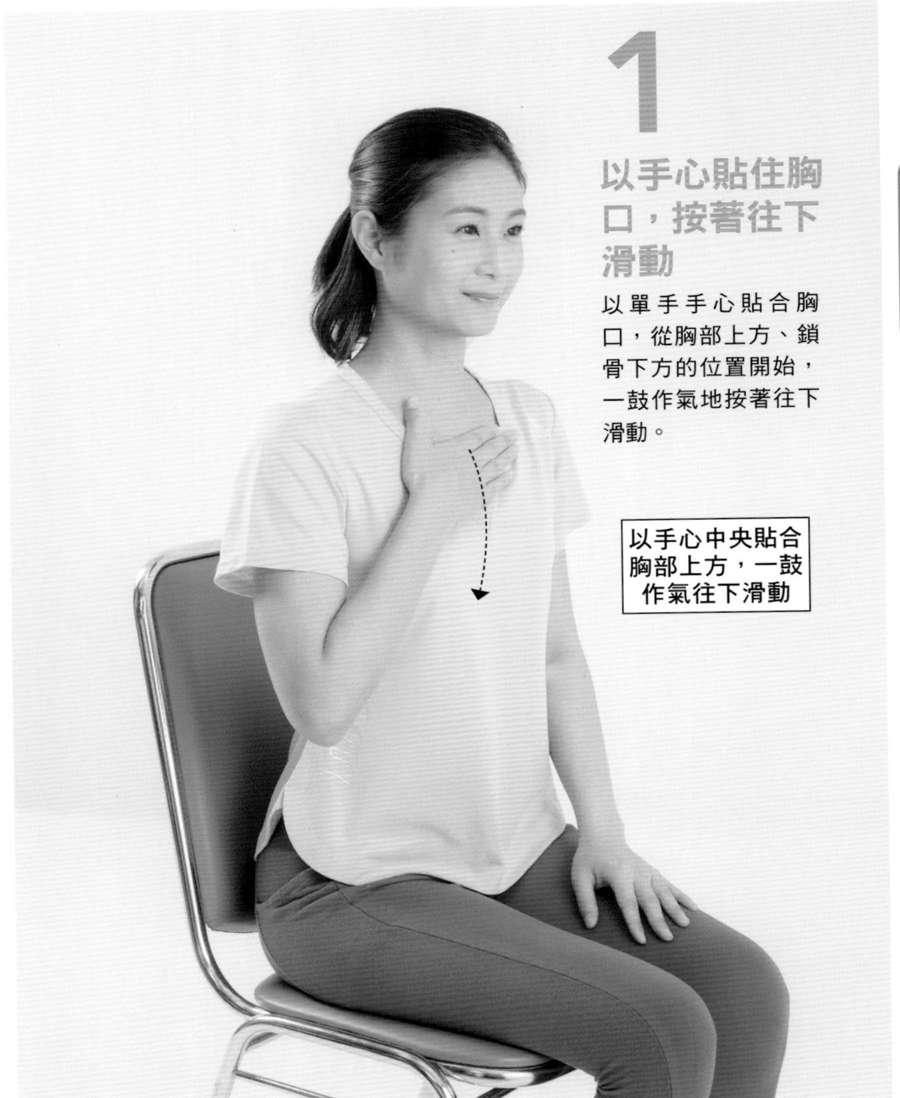

1
以手心貼住胸口，按著往下滑動
以單手手心貼合胸口，從胸部上方、鎖骨下方的位置開始，一鼓作氣地按著往下滑動。

2

用非按摩手的指尖將下顎往上推

在伸展前喝杯溫水，可以緩和喉嚨卡卡及乾燥的感覺，效果更佳。

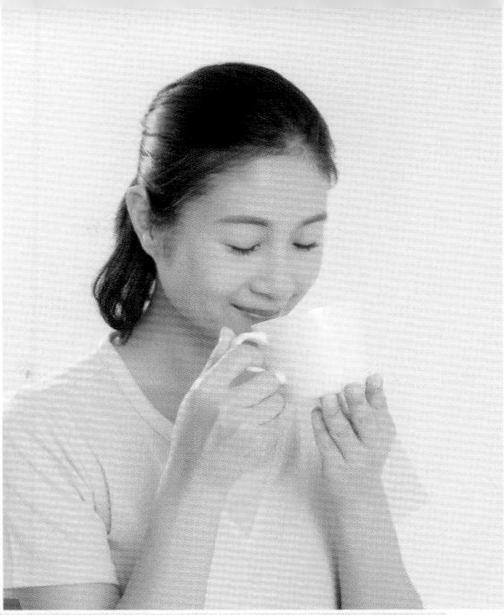

將非按摩手的指尖放在下顎上，慢慢地從鼻子吐氣，邊吐氣邊把頭向後仰。從喉嚨到胸部要確實有被拉開的感覺。這個動作重複3次，鼻子呼吸後慢慢地回到原來的位置。

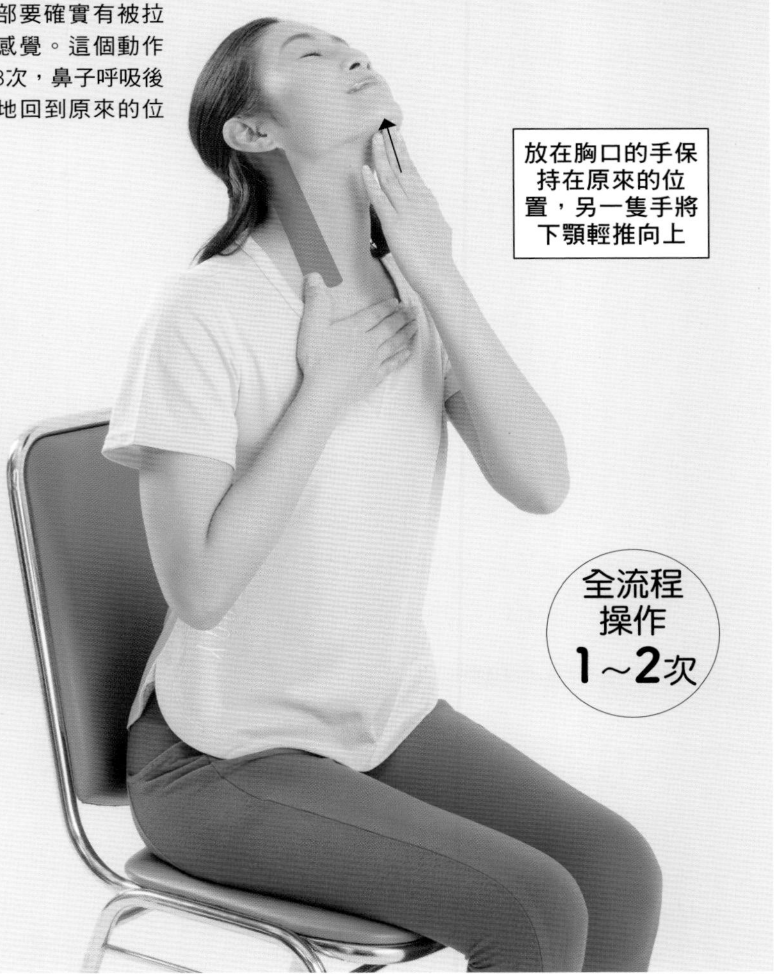
放在胸口的手保持在原來的位置，另一隻手將下顎輕推向上
全流程操作1~2次

專欄
5

啟動肌肉！
拍拍覺醒體操

在看游泳比賽的時候，你是否曾注意到選手們在開始比賽前會「啪啪啪」地拍打身體呢。那是人們認為「拍打可以更有力氣」所做的「喚醒」動作。藉由拍打身體可讓皮膚溫度上升，意識也會因此集中在被拍打的地方，心理層面會獲得讓情緒更加高漲的效果。關鍵在於，要強制對身體下達「動起來！」的指令。

實際上，也聽過有大學以拍背對於訓練的影響作為研究主題進行探討。

對於一般民眾，我也相當推薦大家活用這個喚醒身體的動作。當你覺得「今天好像完全沒有運動的力氣了」、「真不想去散步，好想偷懶啊……」的時候，請試著「啪啪啪」地拍打全身吧。這樣可以讓身體更好使力，也會感覺到更有力量喔。

在早上開始工作或是運動前，這會是一個很棒的啟動方法喔。

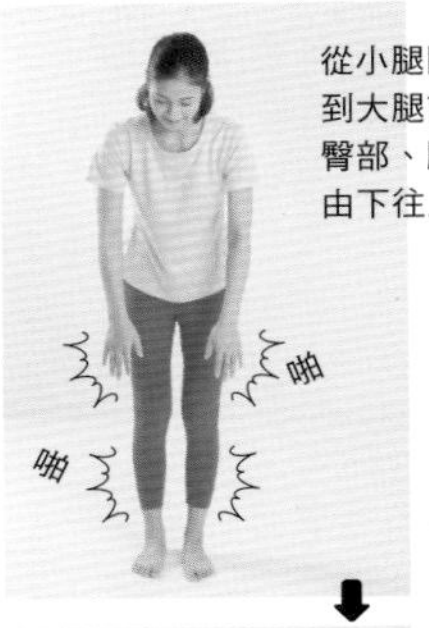

從小腿開始，到大腿前後、臀部、腰部，由下往上拍打

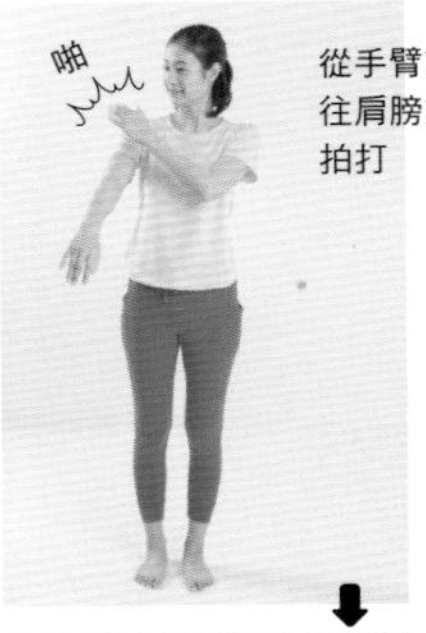

從手臂前端往肩膀方向拍打

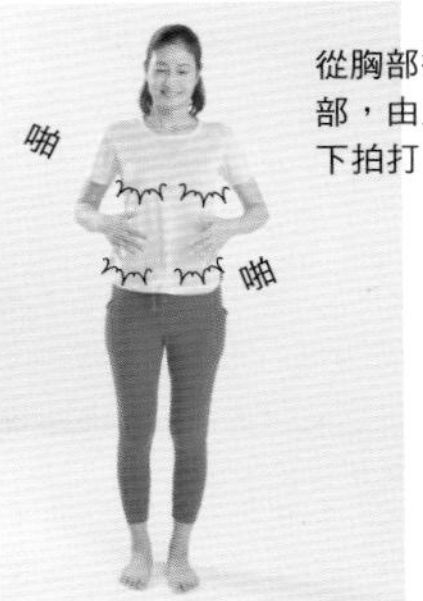

從胸部往腹部，由上往下拍打

第7章

改善駝背的瞬效修復訓練

不僅外觀顯老，還會對腰部和肩膀造成負擔……藉由改善可說是萬病之源的駝背，可使外表看起來更加年輕，也可讓身體恢復往日的輕盈。是實際操作後會感到相當舒適的伸展，請大家務必試試。

改善駝背的重點

目標是這個！

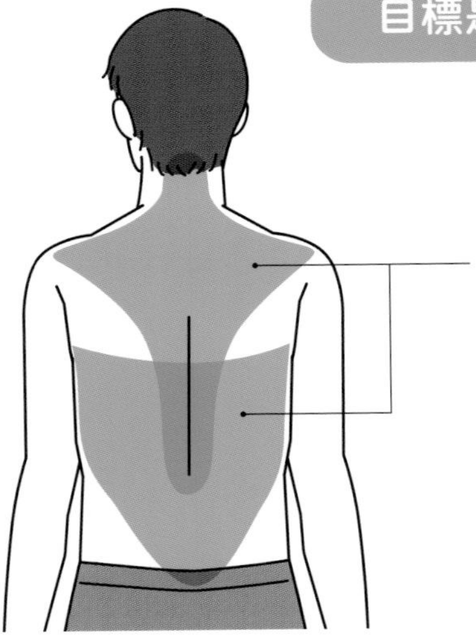

① 緊實後背周圍肌肉

經常性維持駝背姿勢，會使得背部最大的肌肉「背闊肌」，以及從後頸到脊椎部位、位於深處的「斜方肌」失去彈性。因此需要確實拉提使其緊實。

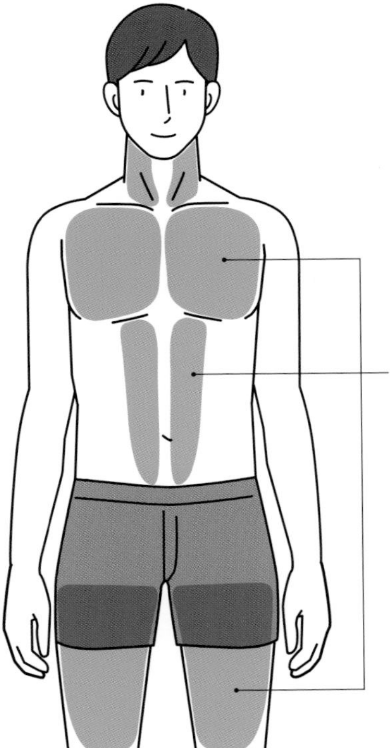

② 伸展身體前側肌肉

駝背會導致圓肩，並使胸部及腹部肌肉緊縮，而肩膀及背部又會進一步受到拉扯使駝背狀況惡化。讓我們透過確實的伸展打開緊繃的肌肉吧。

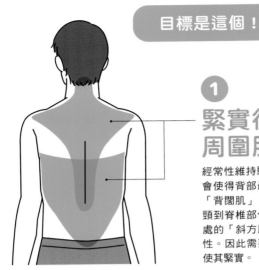

同第26頁肩膀僵硬的說明，人體的前側及後側是相互連動的。長期維持使背部呈現圓弧狀的駝背姿勢，會導致身體正面的胸部及腹部肌肉緊縮，背部的肌肉也會經常性地受到拉扯，最後失去彈性。

因此，**改善駝背的瞬效修復訓練，就是伸展身體前側肌肉，並緊實拉提背部肌肉，相當簡單。**

雖與肩膀僵硬的流程相同，這次將會介紹針對身體前側從喉嚨到膝蓋的大範圍區間，以小動作同時並有效率進行伸展的方法。

此外，位於背部的最大肌肉「背闊肌」將會是我們最主要的目標。背闊肌沒有什麼運動的機會，很容易因駝背失去彈性並被忽略。如果一直沒有改善，在下方的肩胛骨的動作也會變得不靈活。因肩胛骨與手臂的動作息息相關，也可能出現手臂無法上舉的狀況。因此，讓我們好好地活動身體以促進血液循環，喚醒肌肉該有的功能吧。

需準備物品
墊子

1 緊實失去延展力的後背周圍肌肉

1 採四足跪姿

手心及膝蓋打開與腰寬同寬，呈四足跪姿。手放在稍微比臉還要前面的位置。

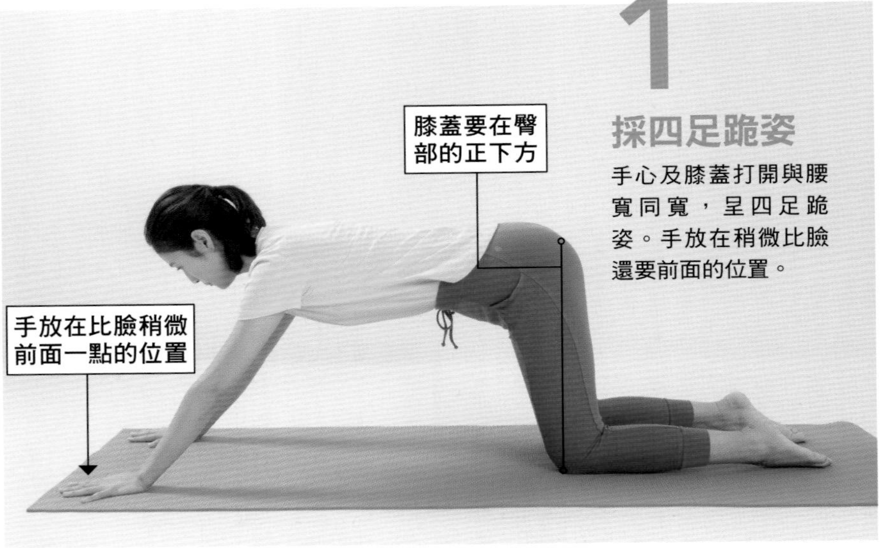
膝蓋要在臀部的正下方
手放在比臉稍微前面一點的位置

2 臀部向後推，臉及胸部貼近地面

慢慢地將臀部向後推，臉及胸部盡可能地靠近地面。這時候要注意臀部不可以下壓。維持30秒後回到1的姿勢。重複3次。

30秒×3次

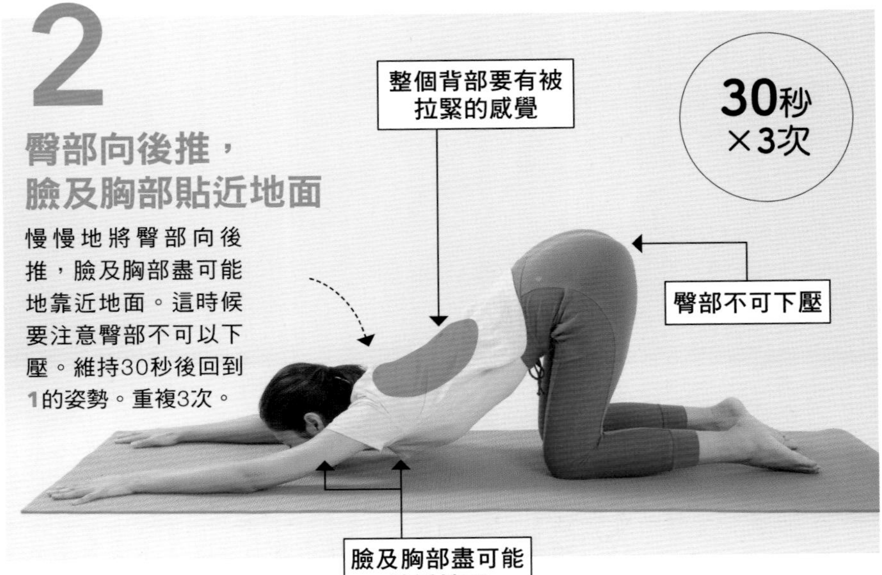

2

需準備物品

墊子

伸展緊繃的身體前側肌肉

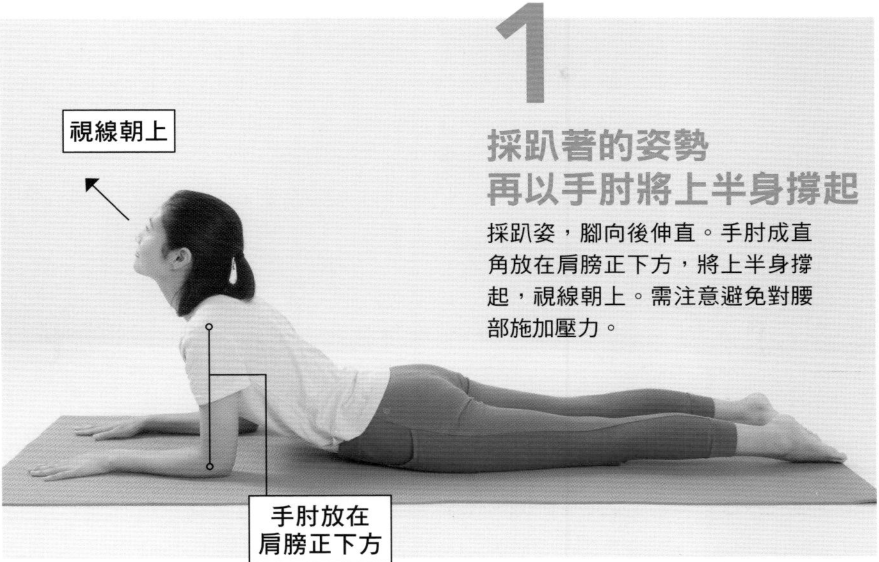
視線朝上
手肘放在
肩膀正下方

1 採趴著的姿勢 再以手肘將上半身撐起

採趴姿，腳向後伸直。手肘成直角放在肩膀正下方，將上半身撐起，視線朝上。需注意避免對腰部施加壓力。

全流程操作5次

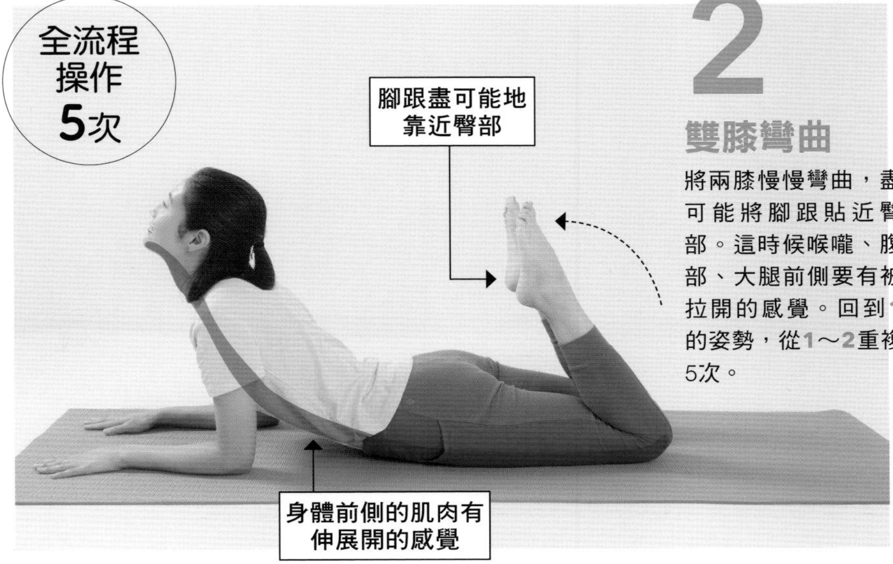
腳跟盡可能地
靠近臀部
身體前側的肌肉有
伸展開的感覺

2 雙膝彎曲

將兩膝慢慢彎曲，盡可能將腳跟貼近臀部。這時候喉嚨、腹部、大腿前側要有被拉開的感覺。回到1的姿勢，從1～2重複5次。

專欄
6

需準備物品

椅子

血壓速速下降！
降壓體操

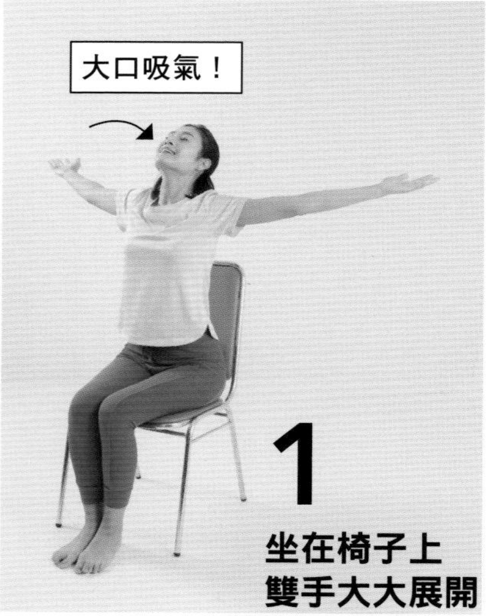

1

**坐在椅子上
雙手大大展開
拉開胸部**

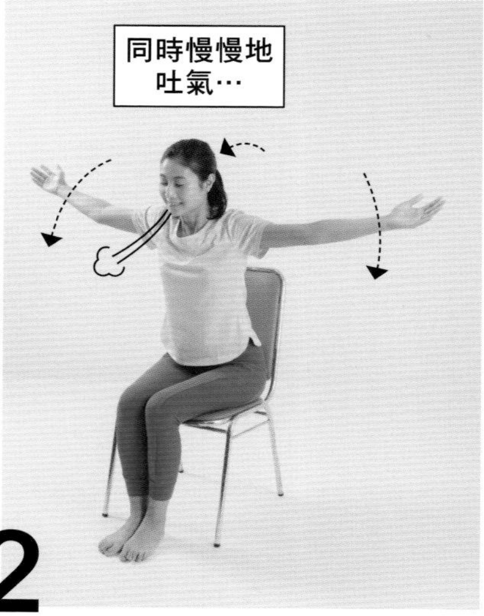

2

**雙手闔起的同時慢
慢將上半身向前倒**

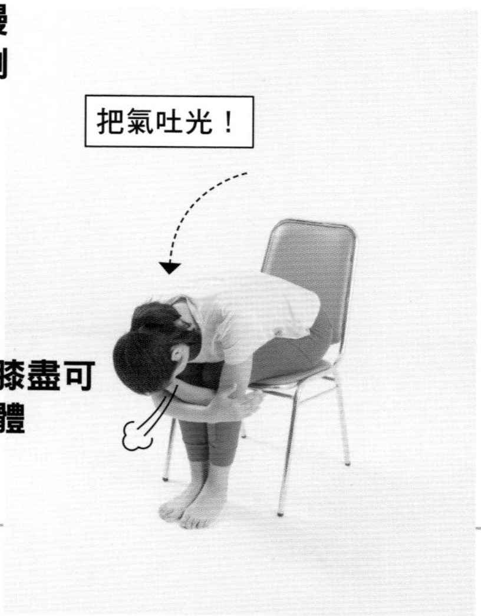

3

**雙手抱住雙膝盡可
能地縮起身體**

深呼吸伸展

**1組15次
每日3～4組**

本專欄將針對有高血壓困擾的人，介紹對降血壓有幫助的訓練體操。右頁的「深呼吸伸展」可以幫助血壓穩定。本頁及下一頁的「椅子蹲站操」、「開腳椅子蹲站操」則是能確實運動到有人體最大肌肉的腿部，讓作為人體血液幫浦的肌肉發揮更好的作用，並幫助因年齡增長而變硬的血管確實收縮，找回柔軟性，如此一來血壓就會降下來了。

1

背部伸直坐在椅子上

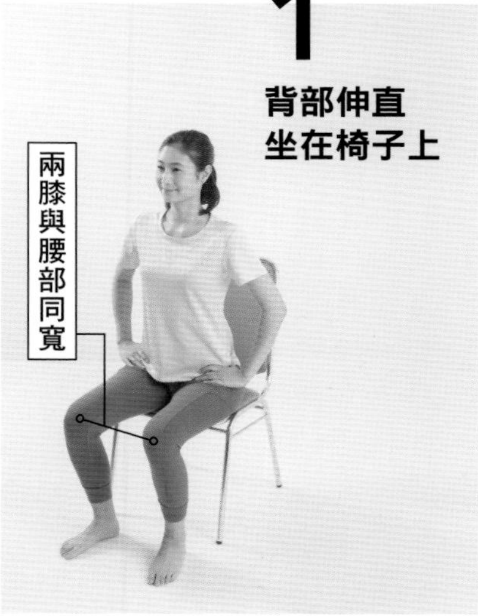

2

維持背部的動作慢慢地站起來

就像有東西把頭往上拉的感覺，頭部不往下掉！

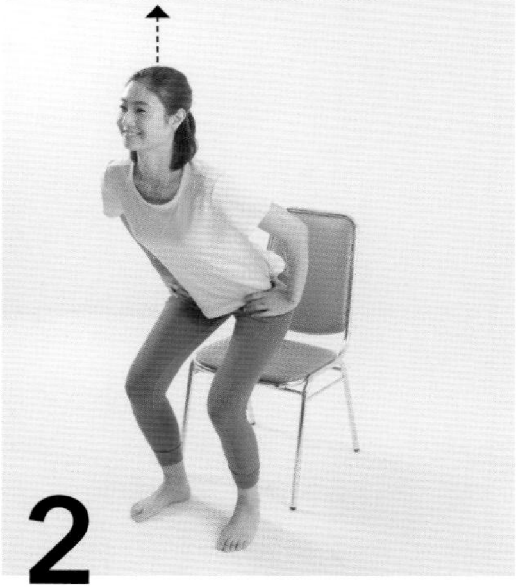

3

最後背部打直確實站立

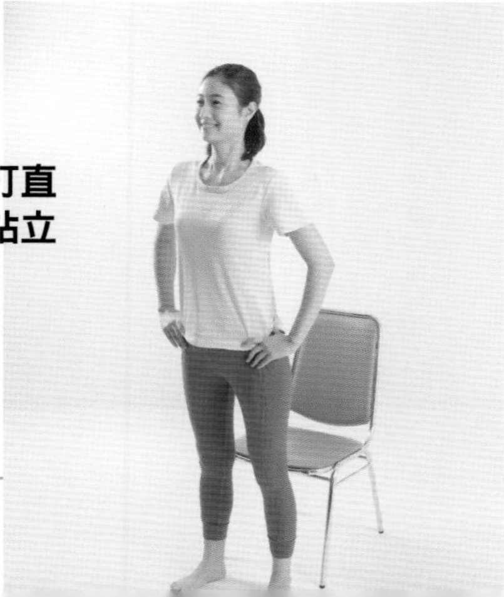

椅子蹲站操

1組20次
每日2～3組

開腳椅子蹲站操

1組20次
每日2～3組

1

背部伸直
坐在椅子上

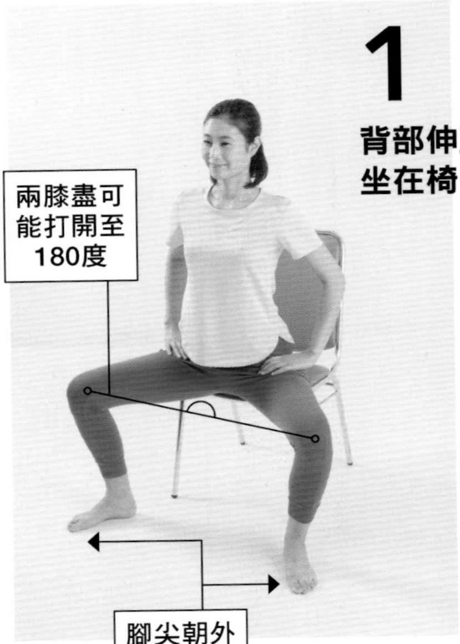
兩膝盡可能打開至180度
腳尖朝外

2

維持背部的動作
慢慢地站起來

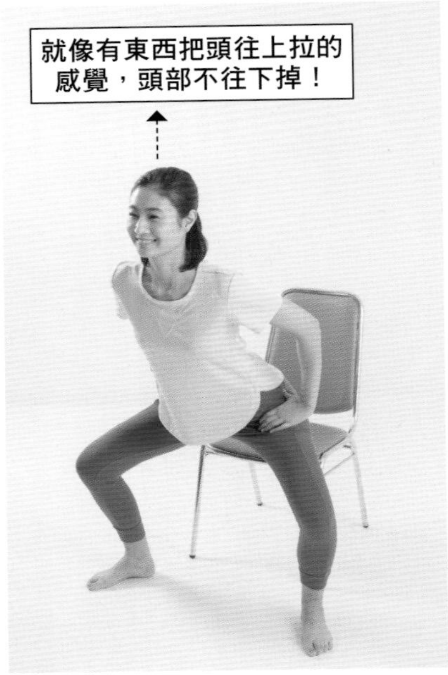
就像有東西把頭往上拉的感覺，頭部不往下掉！

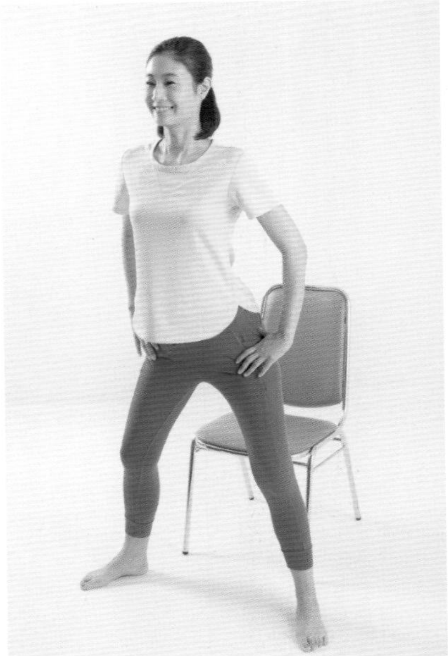

3

最後背部打直
確實站立

第8章

改善O型腿的瞬效修復訓練

O型腿指的是膝蓋向外而引起腿部彎曲的狀態，可能是與生俱來、也有可能是後天造成。其實，隨年齡增長或因運動量不足導致的肌耐力不佳，都可能會使O型腿日趨嚴重。由於O型腿與膝蓋及髖關節的疼痛息息相關，所以就讓我們盡早透過瞬效修復訓練，找回雙腿的平衡吧。

改善O型腿的重點

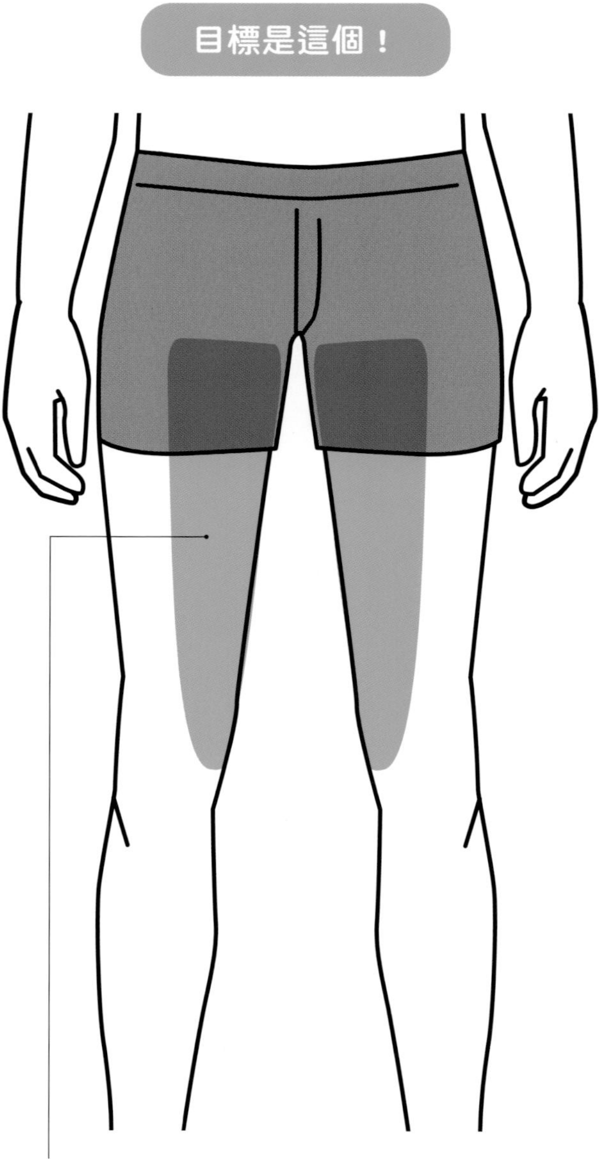

緊實大腿內側肌肉

O型腿的成因，是因位於大腿內側的「內收肌」疲弱無力，使得骨盆向後傾、膝蓋向外側打開。因此確實緊實內收肌是必要的！

O型腿又被稱為膝內翻，指的是雙腳的膝蓋向外彎曲的狀態。雖然也有較年輕的患者，但是當肌力隨著年齡增長而減弱、骨骼無法支撐，彎曲的程度也會變得更明顯。年齡增長導致肌力衰退，並使O型腿惡化的原因與骨盆後傾有關。

位於大腿內側的「內收肌」，就是其中一種負責支撐骨盆的肌肉。當內收肌肌力不足時，骨盆會漸漸往後傾。而且髖關節也會受到影響慢慢變開，膝蓋也因此繼續往外，O型腿的狀況又更加惡化了。

當髖關節及膝蓋打開，重心也會向外偏移。如此一來腳小趾會承受身體的重量，更難取得走路的平衡，膝蓋、髖關節、腰部等處就容易出現疼痛的狀況。如果試著去確認、檢查鞋子內部，你會發現有O型腿困擾的人會因為小趾承受極大的重量，鞋子的外側會變得相當薄。

為了改善O型腿，首先要緊實大腿內側的「內收肌」。再來，也需要將向外側傾斜的重心轉回「腳拇趾」。接下來就讓我們開始吧。

1-1 緊實失去彈性的大腿內側肌肉

操作20次

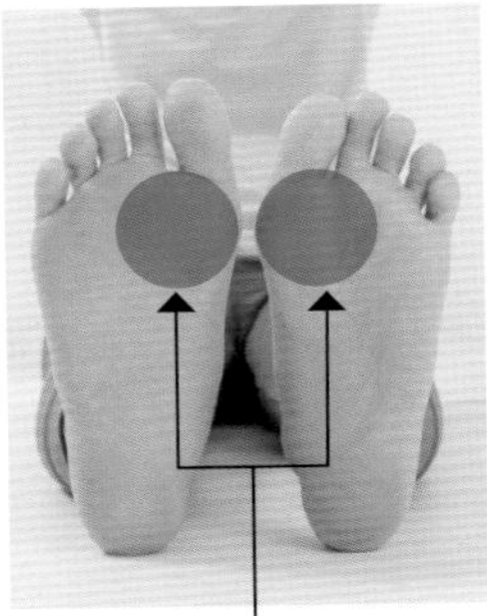

偏大腿內側
肌肉
手貼牆使身體穩定後，再重複將腳跟上下移動

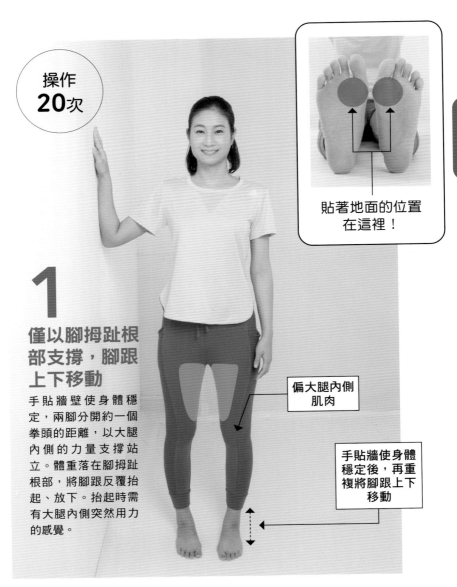

1 僅以腳拇趾根部支撐，腳跟上下移動

手貼牆壁使身體穩定，兩腳分開約一個拳頭的距離，以大腿內側的力量支撐站立。體重落在腳拇趾根部，將腳跟反覆抬起、放下。抬起時需有大腿內側突然用力的感覺。

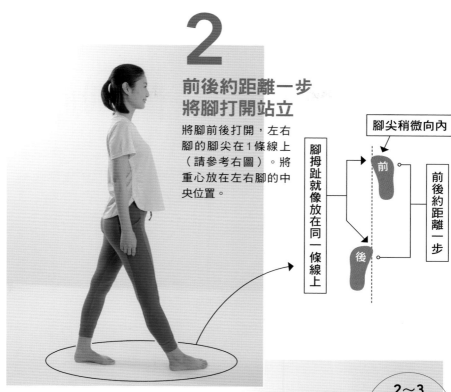

2

前後約距離一步 將腳打開站立

將腳前後打開，左右腳的腳尖在1條線上（請參考右圖）。將重心放在左右腳的中央位置。

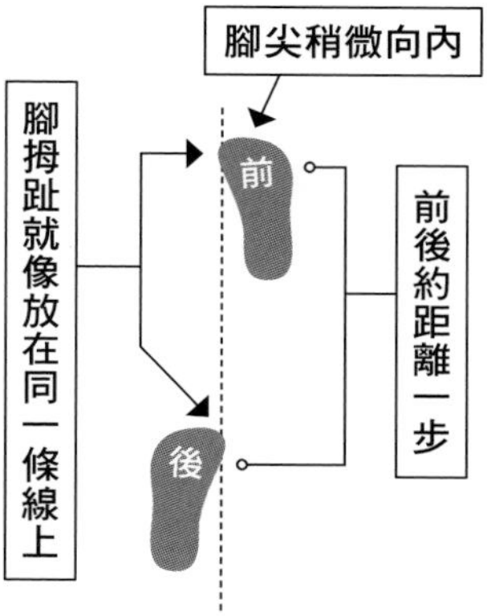

3

將膝蓋彎曲，腰部慢慢往下

維持**2**的姿勢，慢慢彎曲膝蓋、上半身往下降。後面的膝蓋盡可能靠近前面膝蓋的內側，腳小趾漸漸浮起來，重心移到腳拇趾根部的位置，並感覺使用到大腿內側肌肉。

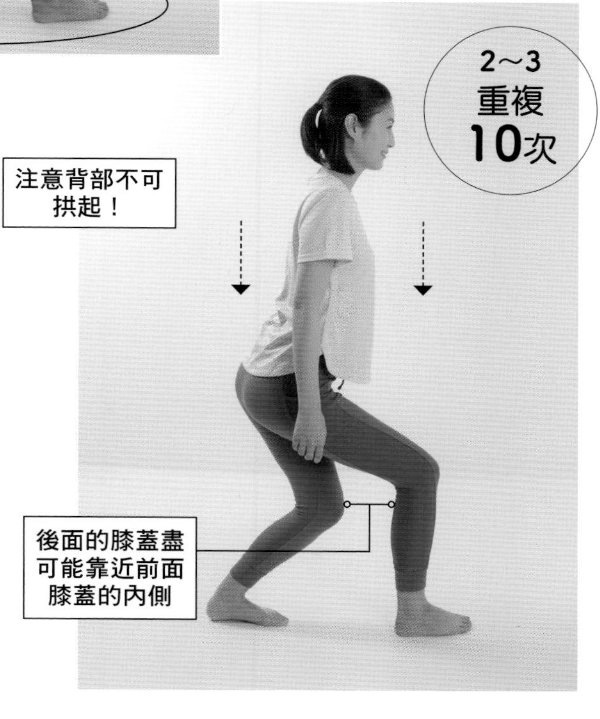

需準備物品
彈力帶

1-2 緊實失去彈性的大腿內側肌肉

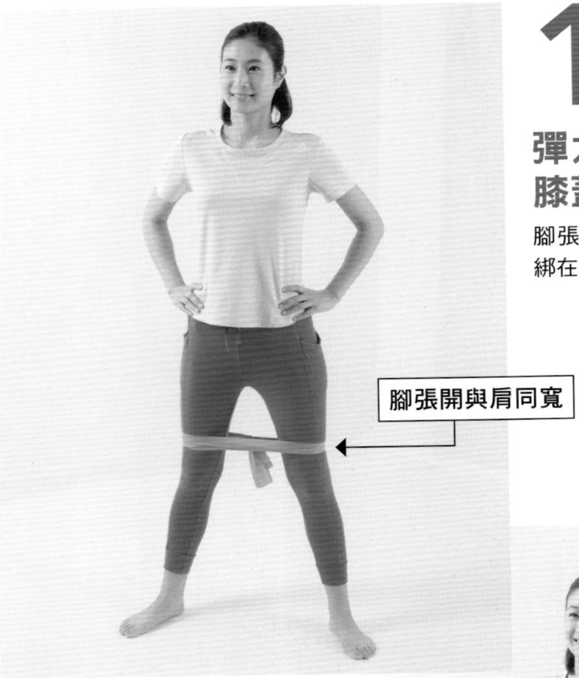
腳張開與肩同寬

1 彈力帶固定在膝蓋上方的位置

腳張開與肩同寬，彈力帶綁在膝蓋上方。

2 左右輪流螃蟹步，每5步為一次

像是要拉開彈力帶，以向右5步、再向左5步的方式，盡可能地張開雙腳跨出螃蟹步。需感覺使用到大腿內側的肌肉。

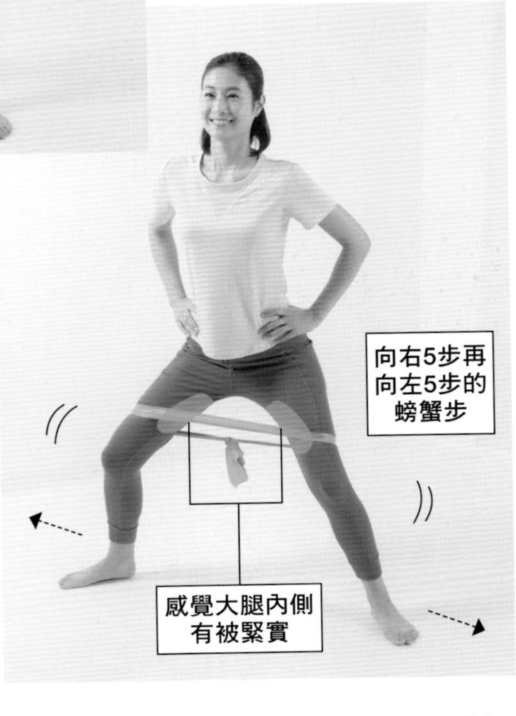
向右5步再向左5步的螃蟹步
感覺大腿內側有被緊實

第9章

改善小腹的瞬效修復訓練

隨年齡增長，體重雖然沒有增加，但是小腹卻越來越大……
這也是因肌肉衰老所引起。小腹的出現對人體造成的不良影響其實比外觀看起來還更大，像是呼吸變淺、腰部和腸胃狀態變差等等。讓我們找回腹部的肌力，並且讓下垂的內臟回歸到合適的位置吧。

改善小腹的重點

目標是這個！

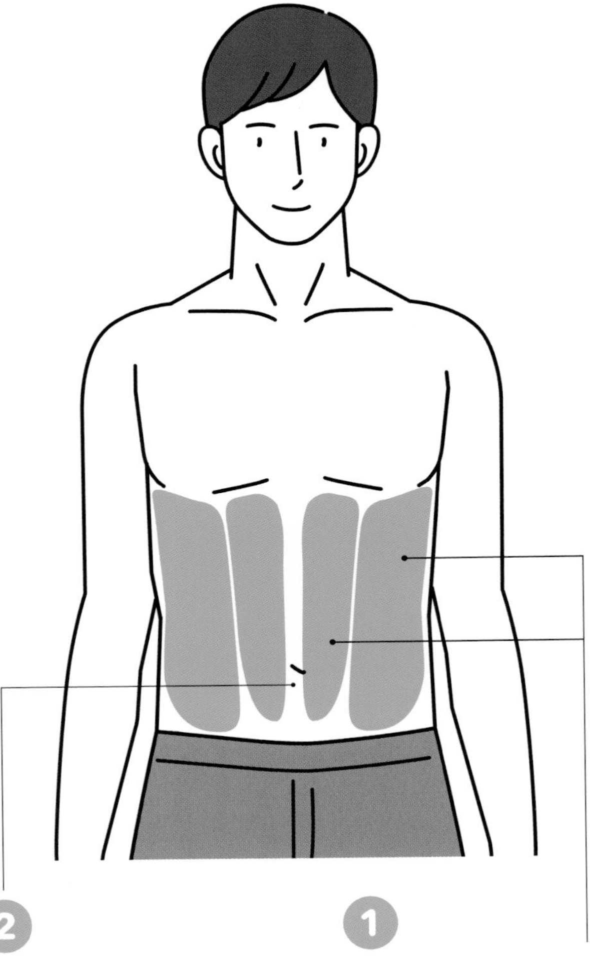

1 緊實腹部周圍肌肉

像緊身衣一般包緊腹部的肌肉，有位在腹部中央的「腹直肌」以及包覆兩側的「腹斜肌」。這兩部位的肌肉不結實就會出現小腹，所以要確實拉提才可改善小腹的狀況。

2 調整內臟位置

腹部周圍的肌肉鬆弛，會導致腸胃出現下垂或前突的情形。也須將其調整回正確的位置。

隨年齡增長，小腹也會漸漸突起。雖然沒有變胖但是小腹卻漸漸變大，這是邁入中高齡後常出現的體態煩惱。

膨起的腹部中，除了脂肪以外，占據大部分空間的是下垂而向外突出的內臟。這是因為原本應拉緊腹部的肌肉老化所致。**特別是在人們因姿勢不良而出現駝背後，位在腹部的「腹直肌」及「腹斜肌」維持在收縮狀況下而不被使用，也使得肌力衰退的速度加劇。當腹部肌肉失去縮緊的功能，腸胃就會掉向前方。**

腸子下垂會導致排便機能降低，也可能使得身體出現便秘及代謝變差等不適狀況。另外，當腹部向前突出，因支撐人體的力量減弱，重心失去平衡，也會更容易出現腰痛及肩膀僵硬的問題。

首先，先確實鍛鍊腹肌，在透過瞬效修復訓練喚醒肌肉的同時，逐步將內臟位置進行矯正，回歸正確的位置。

1-1 緊實腹部周圍失去彈性的肌肉

需準備物品
墊子

1 採仰躺姿勢，吸氣使腹部膨起

首先，以深呼吸喚醒身為呼吸肌的腹肌。採仰躺姿勢，將膝蓋立起，兩手放在腹部上開始深呼吸，就像是要把手向上推一樣讓肚子漸漸膨脹。

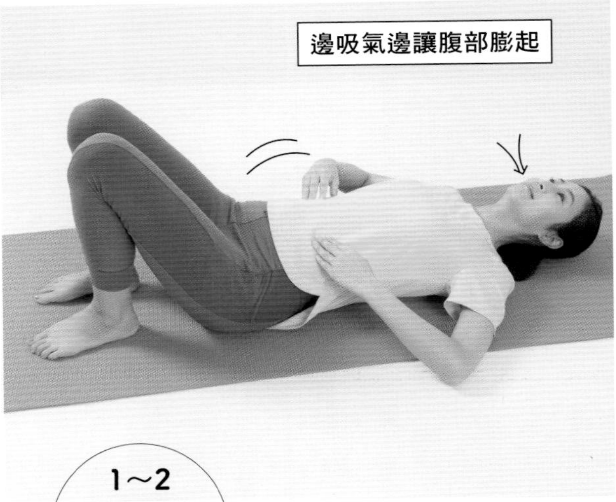

1～2 重複 20次

2 吐氣讓腹部下凹

從嘴巴吐氣，腹部就像被手下壓那樣往下凹。

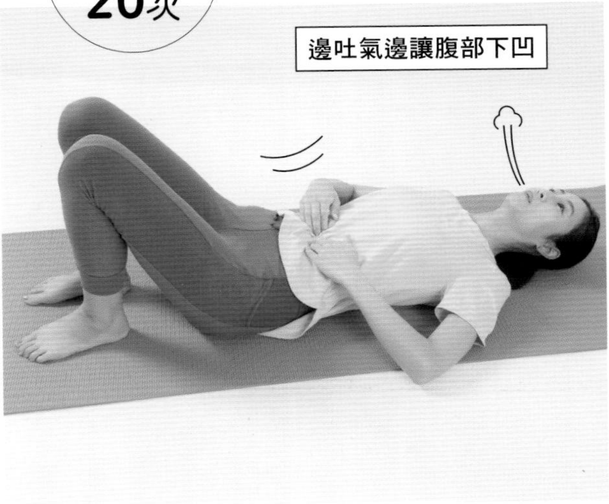

3

採仰躺姿勢、膝蓋立起，並將上半身上抬

操作
15次

採仰躺姿勢，膝蓋立起，雙手手掌放在大腿上。邊吐氣邊慢慢地將上半身向上抬起，手滑向膝蓋。需注意要使用到腹肌的力量。背部離開地面後再恢復到一開始的姿勢，並重複上述操作。

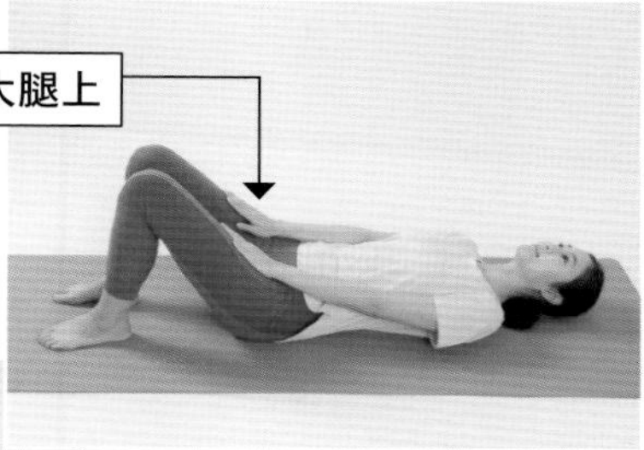

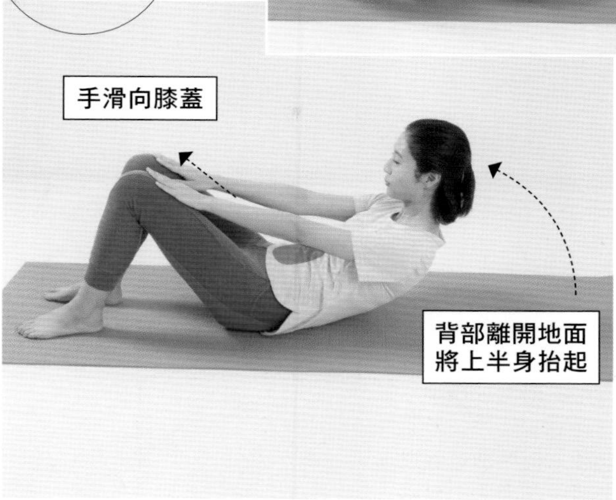
手滑向膝蓋
背部離開地面
將上半身抬起

4

上半身左右輪流滑動

上半身
抬起
10秒鐘

採仰躺姿勢，膝蓋立起，肩膀離開地面。雙手手心朝下，向前伸直。維持這個動作，將上半身有節奏地往左右滑動。需注意要使用側腹的力量。

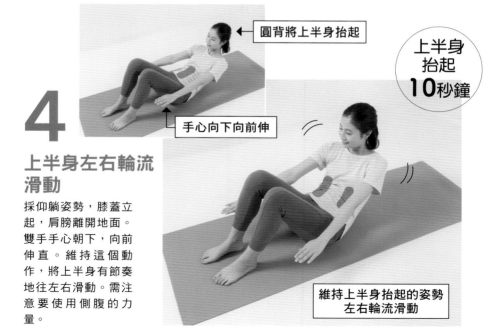

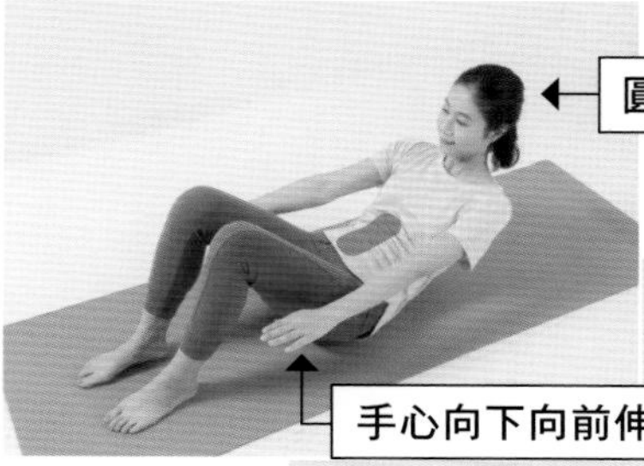
圓背將上半身抬起
手心向下向前伸

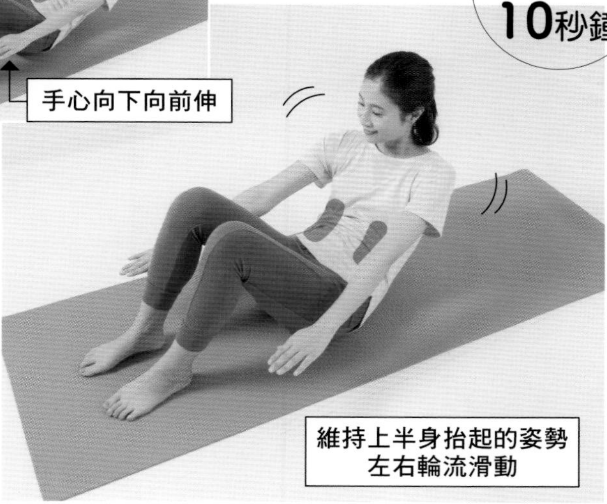
維持上半身抬起的姿勢
左右輪流滑動

1-2
緊實腹部周圍失去彈性的肌肉

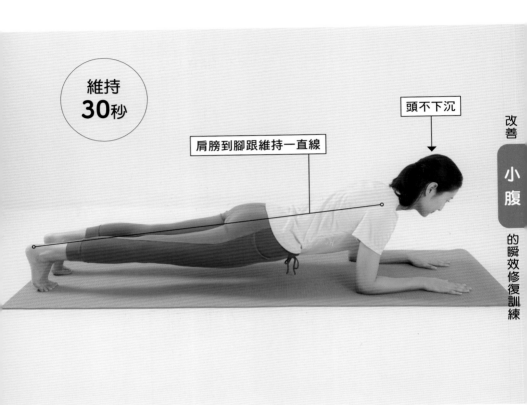

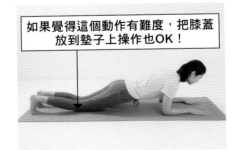

1

採趴著的姿勢
腹部離開地面並停留

採趴著的姿勢，以手肘及腳尖為支點撐起身體離開地面。肩膀到腳跟需維持在一直線上。腹部盡可能縮緊，要注意頭不可以下沉。如果無法維持這個姿勢，試著把膝蓋放到墊子上再進行動作。

2 維持1的姿勢 將單腳的膝蓋彎曲

在1的姿勢下，將重心放在身體中央，單腳彎曲並將腳跟上踢。腹部盡可能要有往內側用力的感覺。

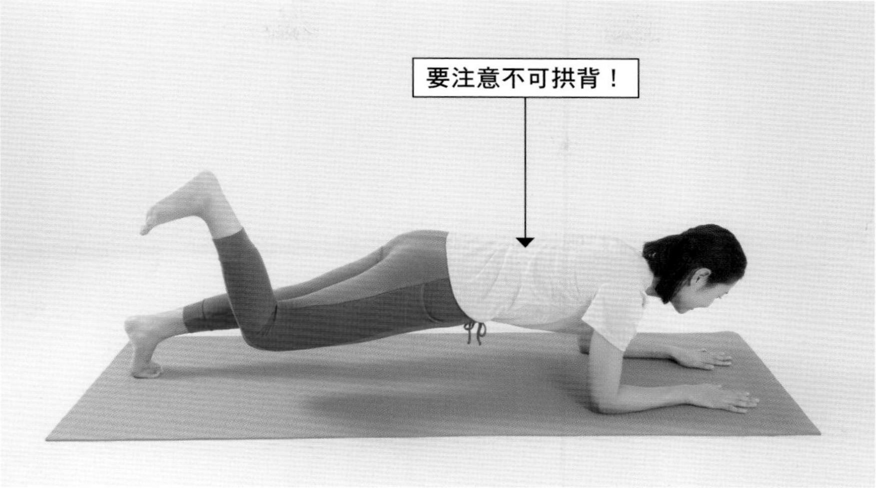
要注意不可拱背！

3 盡可能地將腳跟往上踢

維持2的姿勢，腳跟向上踢。重複2～3的動作，另一邊做法相同。

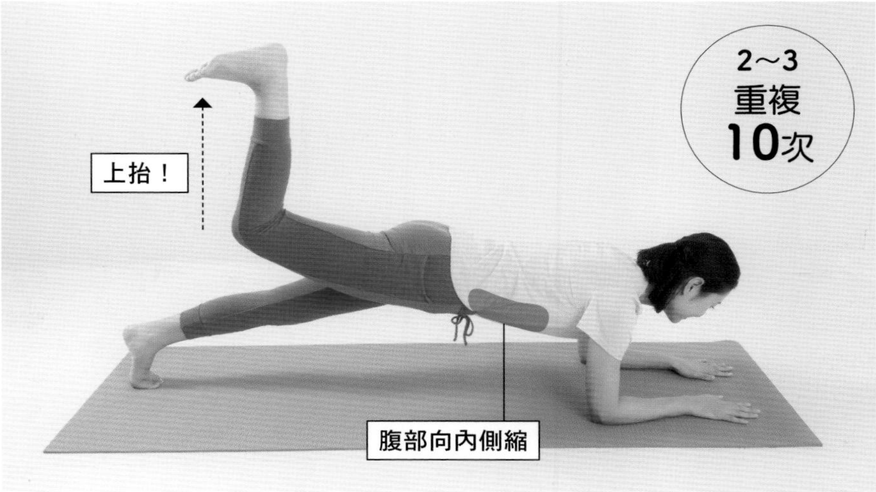
上抬！
2～3
重複
10次
腹部向內側縮

2-1

需準備物品
墊子

調整下垂的內臟位置

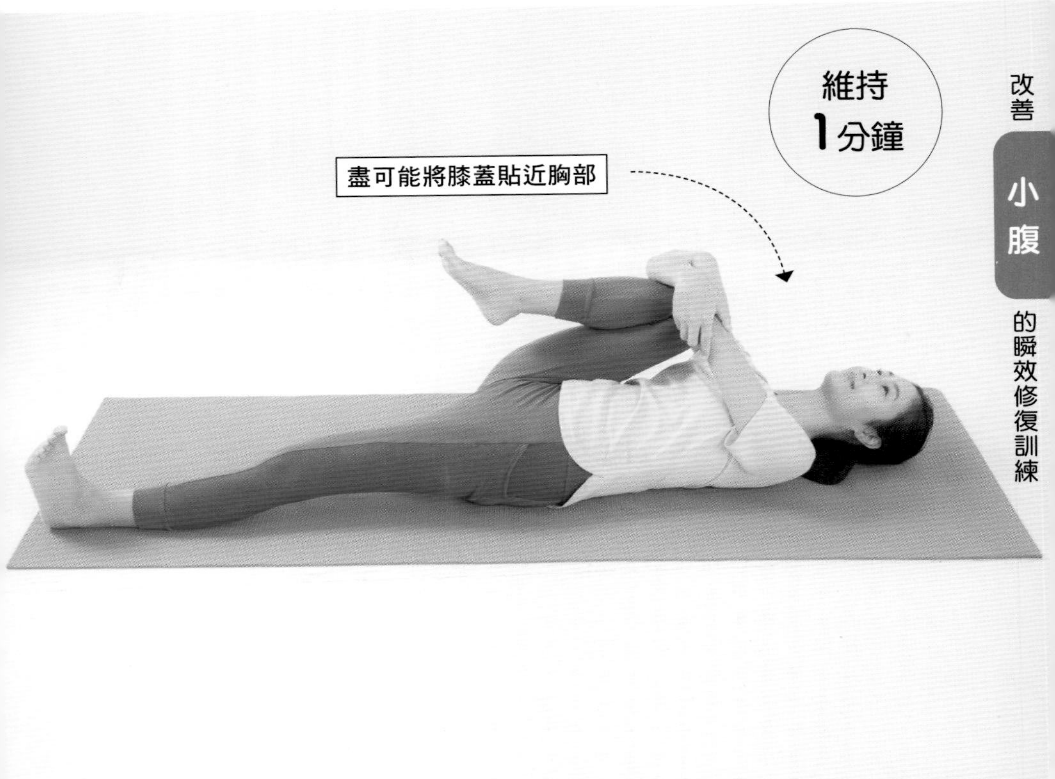

1 左右輪流抱膝

採仰躺姿勢，單腳彎曲並以雙手確實抱緊，先吸氣，接著邊吐氣邊盡可能地將膝蓋貼近胸部。另一隻腳伸直。維持1分鐘後，另一隻腳也以相同的方式操作。

2 雙手抱雙膝

採仰躺姿勢，雙膝彎曲並以雙手抱住，先吸氣，接著邊吐氣邊盡可能地將雙膝貼近胸部。

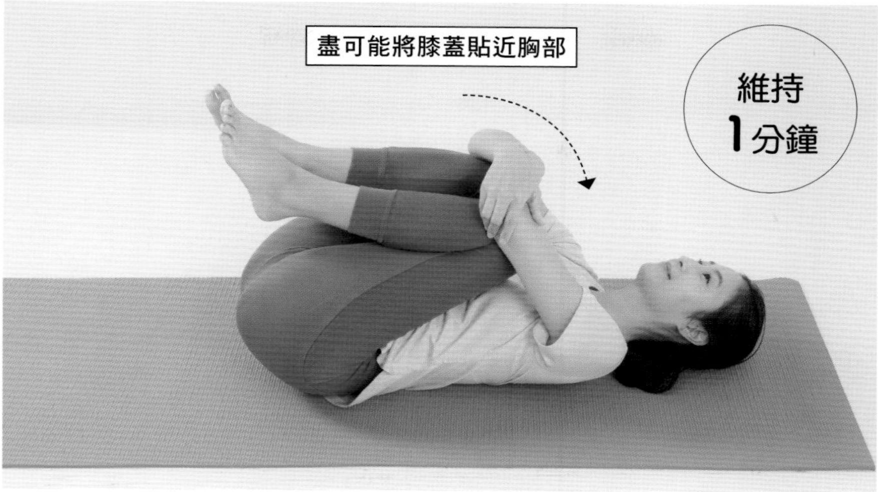
盡可能將膝蓋貼近胸部
維持
1分鐘

3 左右輪流將腳上下移動

採仰躺姿勢並將雙腳伸直，手心貼合地面支撐身體。腹肌用力，盡可能地將膝蓋伸直，單腳向上抬起到無法再向上的位置，之後再慢慢放下。左右各做5次。

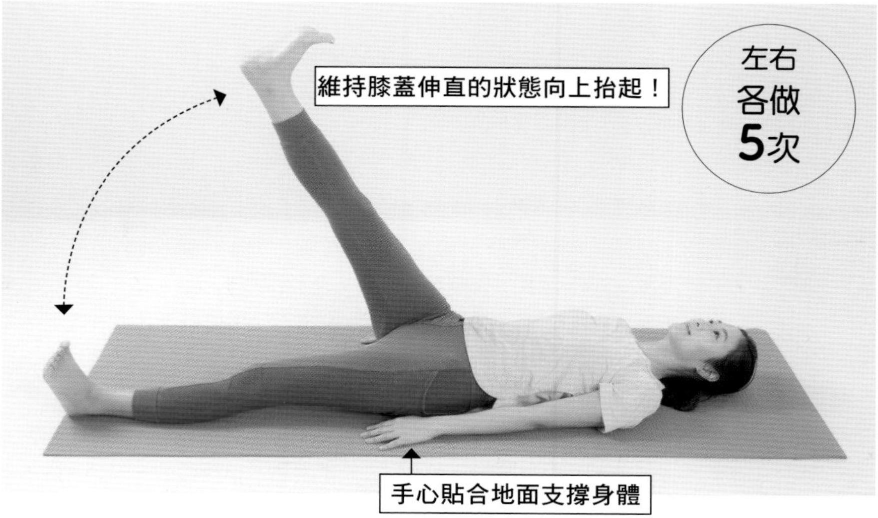
維持膝蓋伸直的狀態向上抬起！
左右
各做
5次
手心貼合地面支撐身體

2 -2
調整下垂的內臟位置

1 膝蓋以下與地板呈水平

採仰躺姿勢，雙膝呈直角彎曲，小腿需維持在與地面水平的位置。延伸腳尖。雙手手心貼合地面支撐身體。

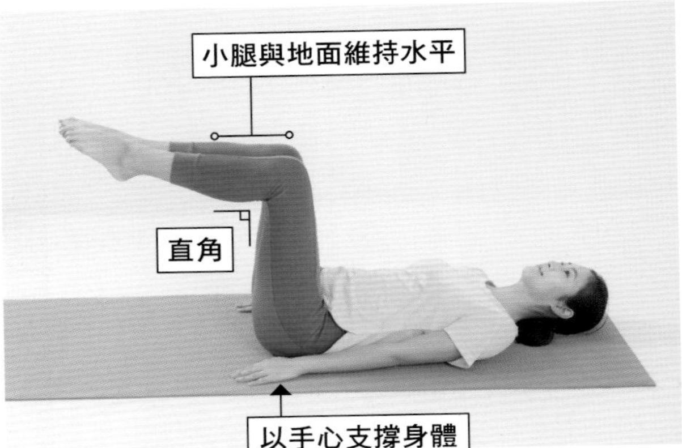

重複
10次

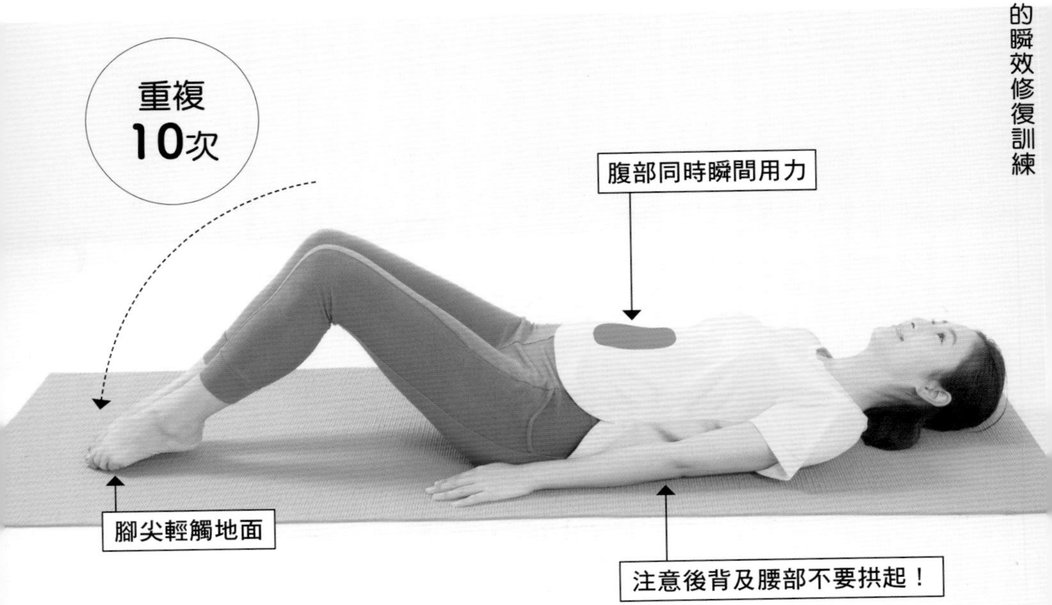
注意後背及腰部不要拱起！

2 腳尖輕觸地面

先吸氣，接著邊吐氣邊維持腹肌用力並將兩腳輕輕地放到地面。膝蓋維持彎曲，先以腳尖輕觸地面，邊吸氣邊將腳抬回最一開始的姿勢。以相同的方式重複操作。

3 將雙臂打開，腳呈直角彎曲

採仰躺姿勢，手臂往兩側打開，手心貼合地面支撐身體。雙腳向上抬起，膝蓋維持直角彎曲。

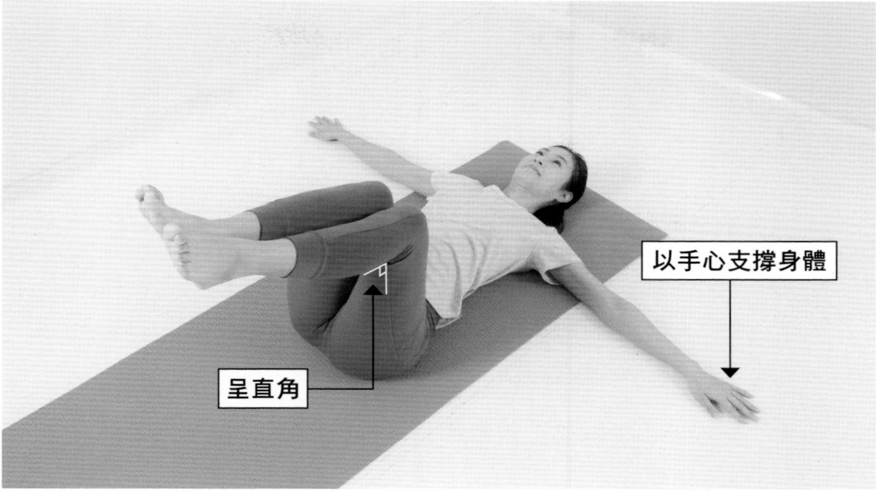
以手心支撐身體
呈直角

4 雙膝側倒

先吸氣，接著邊吐氣邊維持雙膝併攏，並扭腰將膝蓋橫倒。這時需注意肩膀不要離開地面。盡可能地放倒，邊吸氣邊回到原來的姿勢。以相同的方式左右輪流各5次。

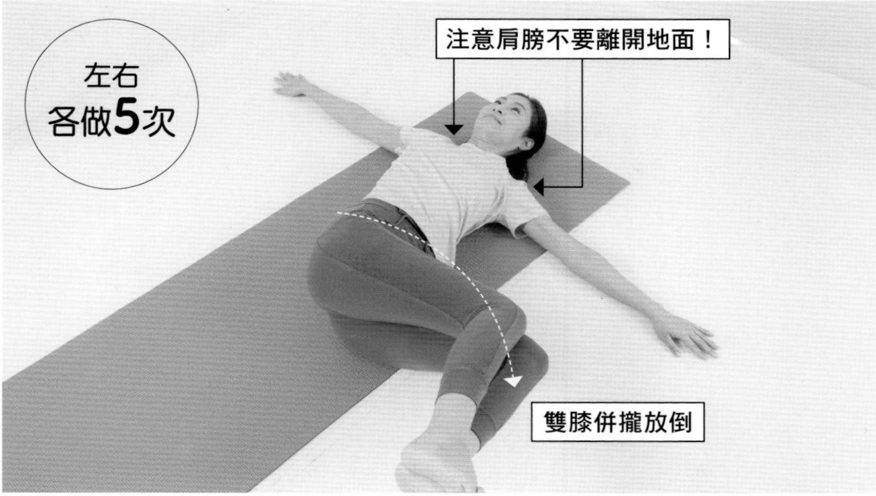
左右
各做5次
注意肩膀不要離開地面！
雙膝併攏放倒

專欄
7

工作前做看看！
醒腦伸展

「頭腦昏昏沉沉沒有動力……」。

當大家有不得不做的工作時，就利用促進全身血液的流動，達到瞬間啟動身體、喚醒大腦的效果吧。

透過肌肉的伸展，使肌肉發揮幫浦的作用，啟動血液循環。因為血液及氧氣不斷地被送入大腦，頭部的運作機能應該也會大幅提升。

另外，確實活動到全身的肌肉，也可活化喚醒身心的荷爾蒙，讓幹勁和集中力都有所提升，如此一來，工作的表現也會更優異才是。

本專欄將介紹在短時間內有效伸展全身肌肉、促進血液循環的方法。這些動作不論是在一天的開始、工作閒暇的休息時間操作，或作為散步慢跑、肌肉訓練前的準備運動等都相當合適，非常推薦。

1

雙手交叉向上伸展

雙腳併攏伸直站立，雙手交叉、立起食指朝正上方伸展。臀部瞬間用力夾緊。

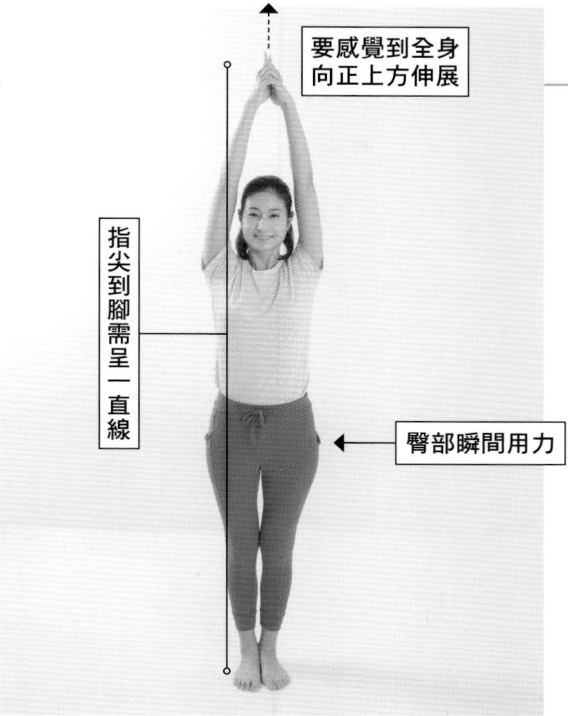
要感覺到全身
向正上方伸展
指尖到腳需呈一直線
臀部瞬間用力

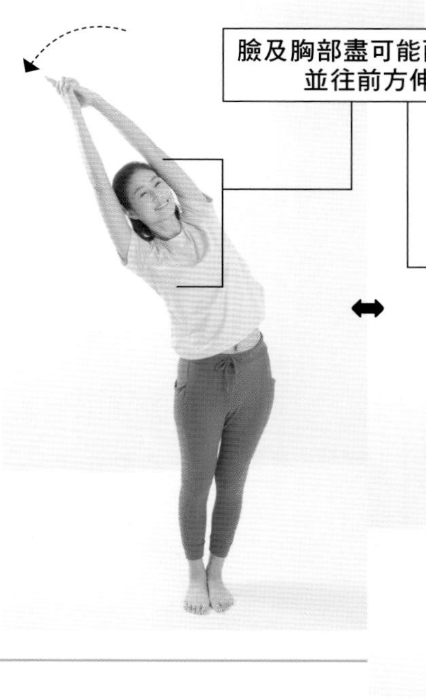
臉及胸部盡可能面向上方
並往前方伸展

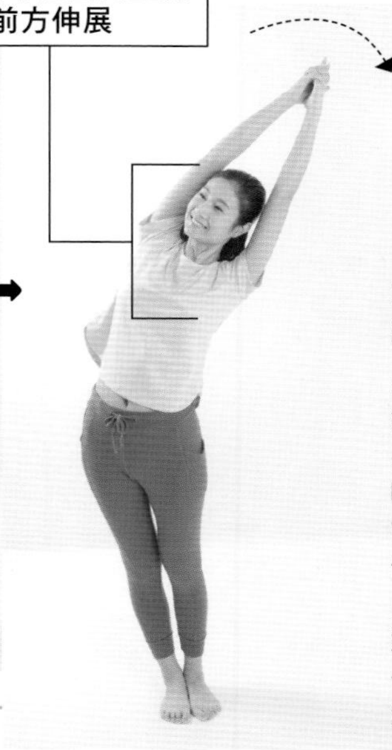

左右來回
4~5次

2

分別將身體向左右彎曲

先吸氣，接著邊吐氣邊慢慢地將上半身向側邊彎曲，同時將胸及臉部盡可能面向上方。在可做到的範圍內彎曲身體，然後邊吸氣邊回到**1**的姿勢。另一邊使用同樣的方法彎曲。

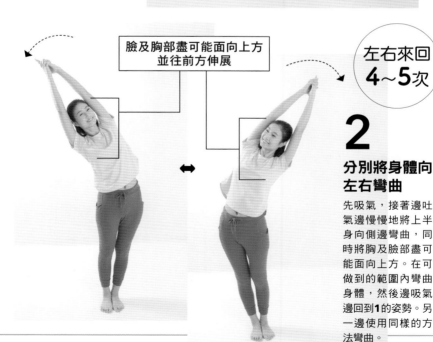

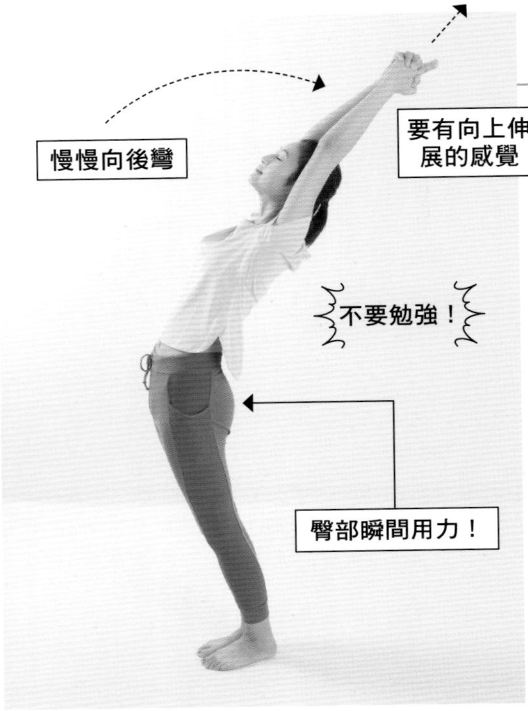
慢慢向後彎
要有向上伸
展的感覺
不要勉強！
臀部瞬間用力！

3

身體邊往上伸展邊向後彎曲

保持**1**的姿勢，臀部瞬間用力保護腰部，先吸氣，接著邊吐氣邊慢慢地將上半身向後彎。手指要有像是被向上拉的感覺。在可以做到的範圍內向後倒，再邊吸氣邊緩緩地回到**1**的姿勢。如果出現腰痛等狀況可能會有跌倒的風險，所以絕對不可以勉強！

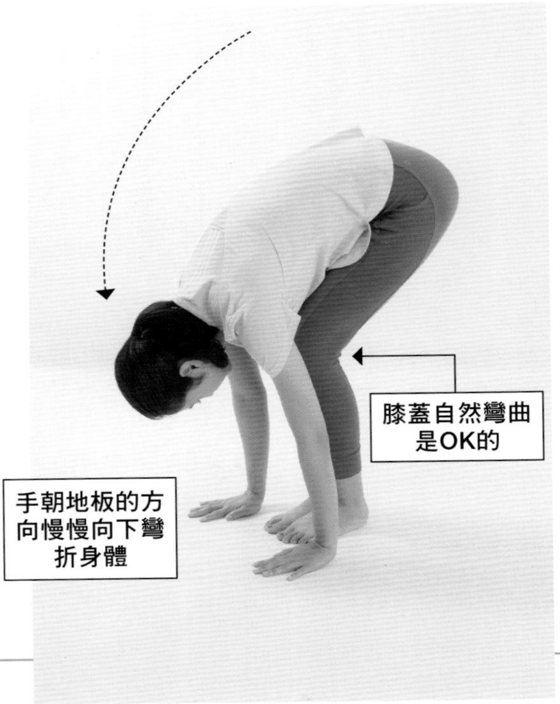
膝蓋自然彎曲
是OK的
手朝地板的方
向慢慢向下彎
折身體

4

慢慢地向前彎折身體

由**1**的姿勢開始緩慢地吐氣並向前彎，慢慢地將雙手放在地板上。膝蓋彎曲也OK。

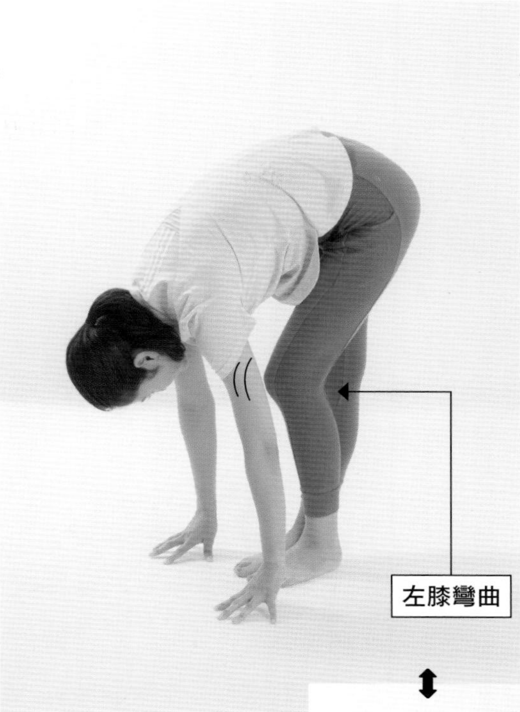

5
膝蓋輪流彎曲

雙手維持放在地板上的狀態，兩邊的膝蓋慢慢地輪流彎曲。大腿到小腿的位置要有被伸展的感覺。

3～5
操作
1次

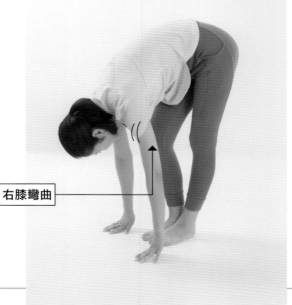

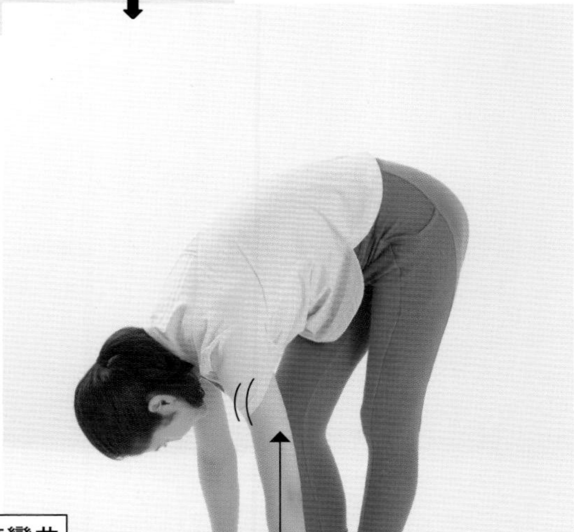

專欄
8

慢性「恍惚」是因為攝取過多醣類!?

明明有好好睡覺跟休息，卻總是有種「總覺得頭腦一直恍神恍神」的感覺。或者是有「長時間感覺疲勞無力」狀況，除了要考量可能是運動不足所引起，也建議重新檢查飲食的內容。當我們去檢視抱持這類型困擾的人的飲食習慣，會發現大多數的人過度攝取零食、麵包以及含糖飲料。

醣類雖然是提供人體頭部及身體的重要能量來源，但過量攝取會導致血糖急速升高。這時候人體為了降低血糖濃度，會分泌被稱為「胰島素」的荷爾蒙。胰島素的作用是讓血糖迅速下降。

這種血糖濃度在短時間內大幅的變動又稱為「雲霄飛車式血糖（又稱為血糖值尖峰）」。血糖迅速降低會使人變得無力想睡，出現焦躁、頭痛、噁心的人也不在少數。

如果一直無法解決慢性疲勞或是頭腦昏沉困擾的人，建議可以將醣類的攝取減到一半或是三分之一試試看。如果症狀可以因此改善，便可得知這些不舒服的情形是因為攝取過多醣類所引起的。

第10章

改善畏寒的瞬效修復訓練

體溫是由肌肉和血管在維持的。當肌肉發熱，血管會輸送溫暖的血液以達到溫熱身體的效果。所謂畏寒，便是從肌肉及血管兩邊無法發揮正常的功能開始發生的。本章節將介紹透過活動肌肉來喚醒血管的瞬效修復訓練。

改善畏寒的重點

目標是這個！

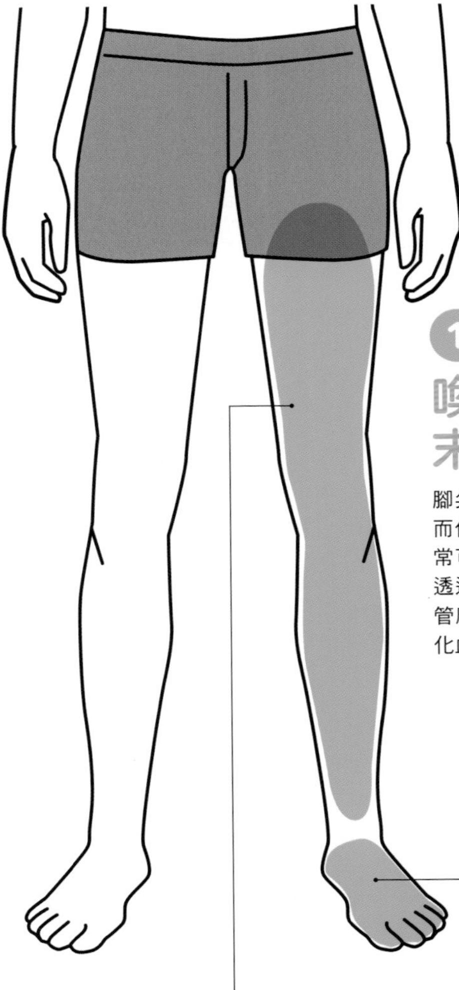

1 喚醒足部末梢的血管

腳尖相當容易感到寒冷，而位於其中的微血管也非常可能出現硬化的狀況。透過充分的運動，找回血管應有的柔軟度，就能活化血液的流動循環。

2 全面喚醒雙腳肌肉

確實活動肌肉量最多的雙腳肌肉，喚醒肌肉產熱及輸出血液的幫浦功能。

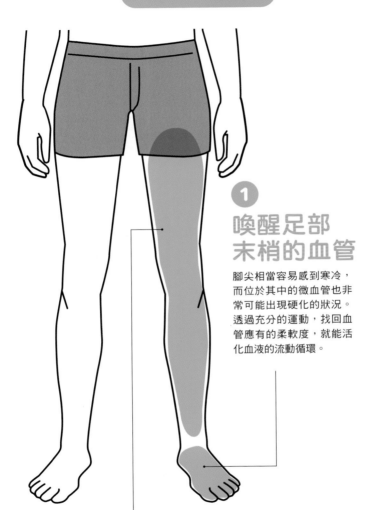

人體的熱能有40％是由肌肉產生。肌肉在運動的時候會消耗脂肪或醣類等能量來源，產生熱量。因此，若是肌肉量不足，體溫也會因此下降。另外，肌肉內部遍布「微血管」，透過運送溫暖的血液到人體各處，藉此維持人體一定的體溫。如此一來，當微血管的數量減少或變硬，血液會變得更難通過，身體自然就會覺得冷了。手腳冰冷的問題，大多是因為它們都位於身體末梢，血管較細、使得血液無法順利送達所致。

首先，請活動最容易感到寒冷不適的足部末梢，藉此找回血管的柔軟度。再來，確實運動到位於兩條腿的人體最大肌肉，喚醒肌肉，找回其該有的送出血液的幫浦功能。肌肉有70％集中在人體下半身。**因此只要喚醒下半身肌肉，使全身血流能順暢流動，維持體溫的功能也會變得更好。**

目前我們已經知道運動可使微血管的機能甦醒。推薦有畏寒問題的朋友，可以進行日常散步、爬樓梯等運動，藉此增加下半身運動的機會。

需準備物品
無

1 喚醒血流不佳的足部末梢血管

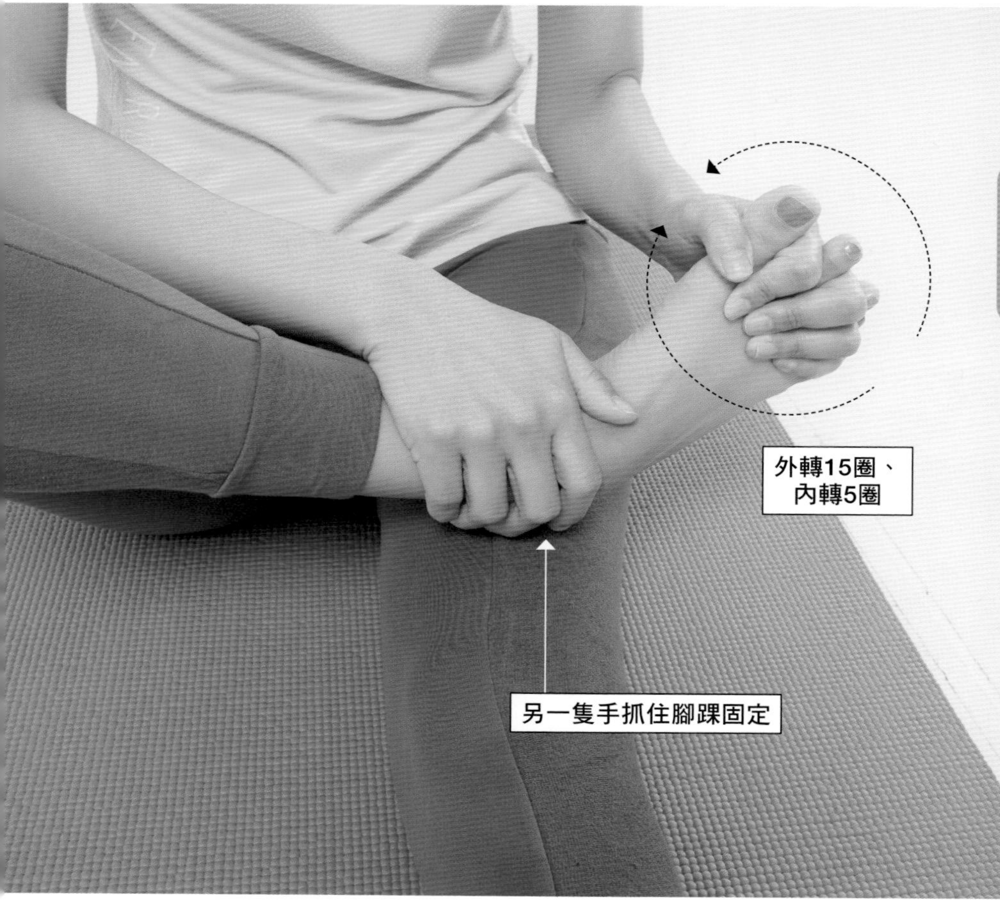

用手指扣住腳指旋轉腳尖

將腳放在另一隻腳的大腿上，將手指與腳趾握合，並用另一隻手確實固定腳踝。盡可能地畫大圓、慢慢地旋轉腳踝，向外轉15圈、內轉5圈。

需準備物品

墊子

2-1 全面喚醒不靈活的雙腳肌肉

1 雙腳抬起輕輕搖晃

採仰躺姿勢，雙手手心與地板貼合支撐身體。兩腳向正上方抬起，輕輕地小幅度晃動。

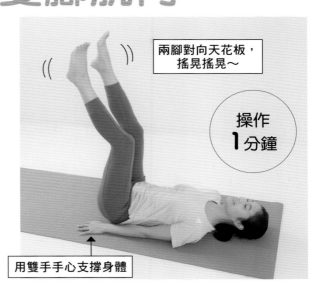

兩腳對向天花板，搖晃搖晃～
操作
1分鐘
用雙手手心支撐身體

2 腳跟下踢臀部

維持1的姿勢，左右腳輪流彎曲、有節奏地將腳跟瞬間向下踢往臀部。

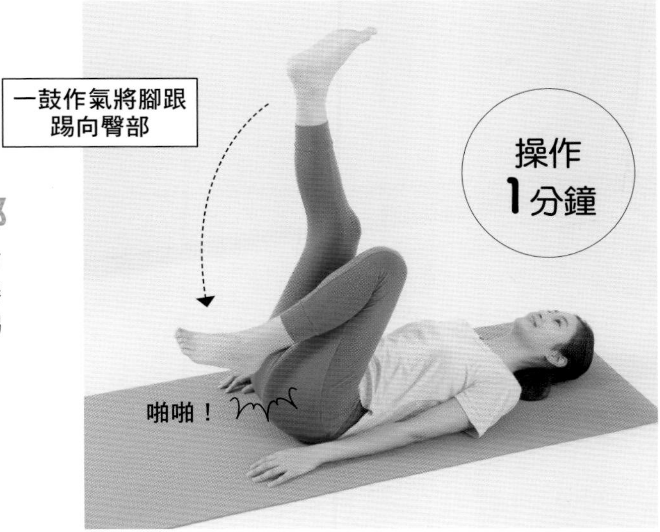

2-2
全面喚醒不靈活的雙腳肌肉

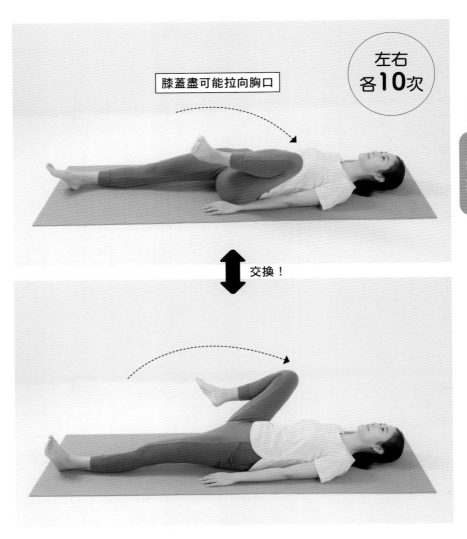

1 腳部輪流做大幅度的彎折

採仰躺姿勢，雙腳伸直，將膝蓋彎曲、腳向外側打開，盡可能地拉向胸部。左右輪流，進行大動作的運動。

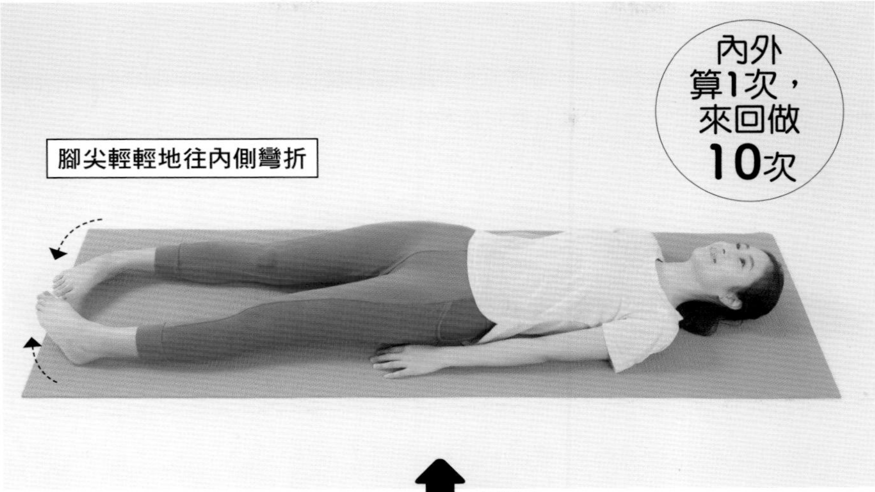
內外
算1次，
來回做
10次
腳尖輕輕地往內側彎折

交換！

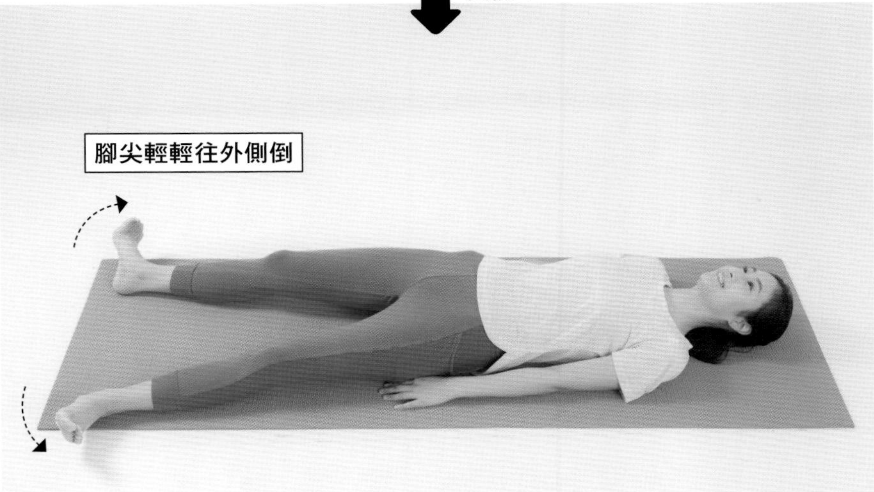
腳尖輕輕往外側倒

2 腳尖輪流倒向內側和外側

採仰躺姿勢，雙腳伸直張開與肩同寬。彎折腳踝、立起腳尖，從髖關節開始旋轉雙腳，腳尖輪流倒向內側及外側。

專欄
9

不寧腿
的治療方法

睡前或久坐的時候，腳會出現怪怪的躁動不適感，這就是「不寧腿症候群」，也稱為「不安腿症候群」。目前並無法確切得知造成此狀況的原因為何，但從觸診的經驗來看，患者多有腳部冰冷的症狀。因此，接下來我們要介紹一系列可以促進血液循環的修復方式。建議可以在洗完澡體溫較高時或是睡前的時候操作。

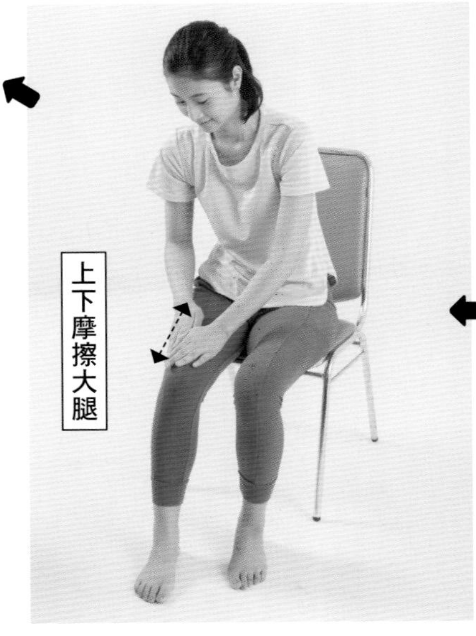

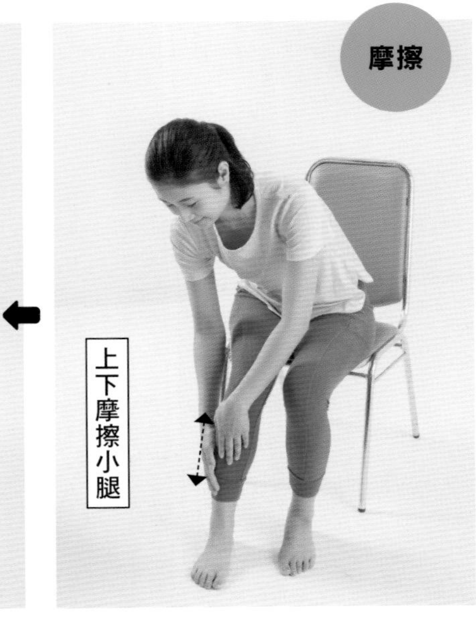

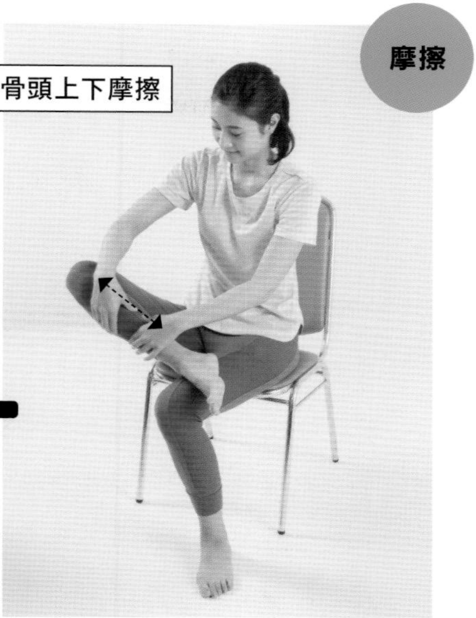
摩擦
沿著小腿根部的骨頭上下摩擦

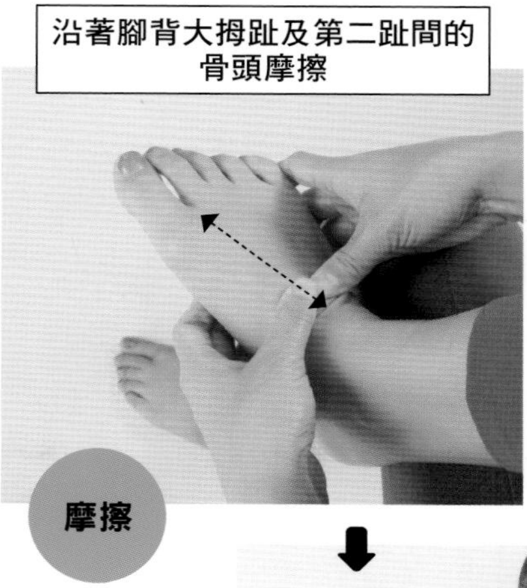
沿著腳背大拇趾及第二趾間的骨頭摩擦
摩擦

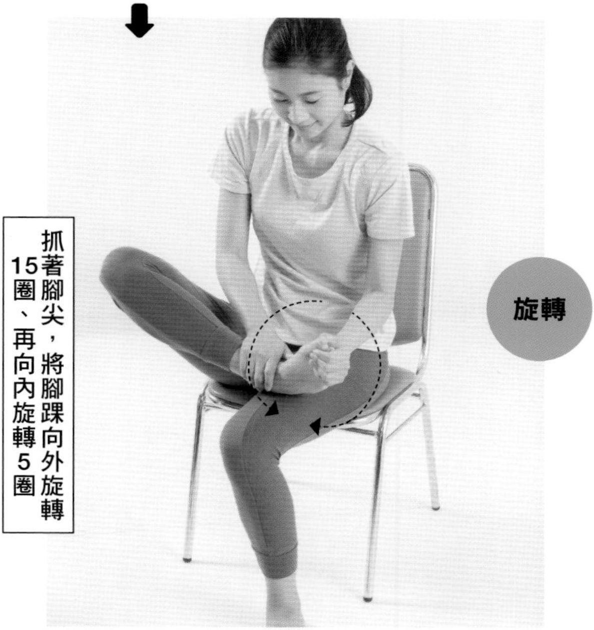
旋轉
抓著腳尖，將腳踝向外旋轉15圈、再向內旋轉5圈

專欄
10

瞬效修復訓練可改善失眠
運動習慣是天然的助眠藥

解決疼痛及僵硬的問題是瞬效修復訓練的主要目的，但同時也有「快速入眠」等令人開心的附加優點。在流行病學領域有數個關於「有運動習慣的人較沒有失眠困擾」的研究，充分活動肌肉不僅沒有副作用，也是天然的助眠藥。另外，有研究顯示，維持穩定的運動習慣，不僅可以讓人睡得更香甜，亦可減少在半夜醒來的次數，使得整體的睡眠時間變長。透過運動，讓睡眠的品質也一起提升了。

話是這麼說，但進行激烈的運動後反而會讓人身心變得更有精神，所以睡前運動以輕微的伸展即可。特別推薦左頁介紹的「全身螺旋伸展」。這是一個可以讓平時不太能活動到的上半身得以扭轉的運動，藉由伸展胸部及背部的大塊肌肉，達到促進血液循環、讓體溫上升的效果。之後，體溫會在20～30分鐘後慢慢地下降，這個體溫下降的過程就是最佳的舒眠時機了。

伸展可以洗去累積在肌肉的疲勞物質，解除身體的不適感，也可以睡得更好更舒適。

就寢前做看看！
助眠螺旋運動

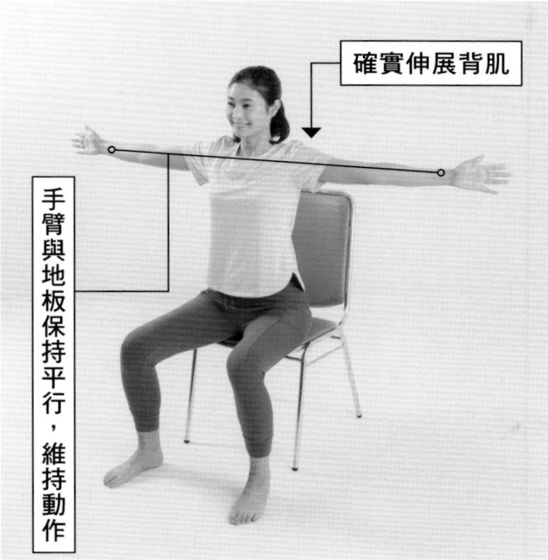
確實伸展背肌
手臂與地板保持平行，維持動作

1

坐在椅子上雙手向左右兩邊張開

為了伸展背肌，椅子不要坐得太深。雙腳張開與腰部同寬，雙手向兩邊盡可能張開。

2

保持雙手張開的姿勢將上半身左右輪流旋轉

雙手打開，稍微用力左右輪流旋轉腰部及胸部，就像螺旋槳一樣旋轉雙手。記得臉部要維持向前看的姿勢。手臂需與地面平行，不上下搖晃。

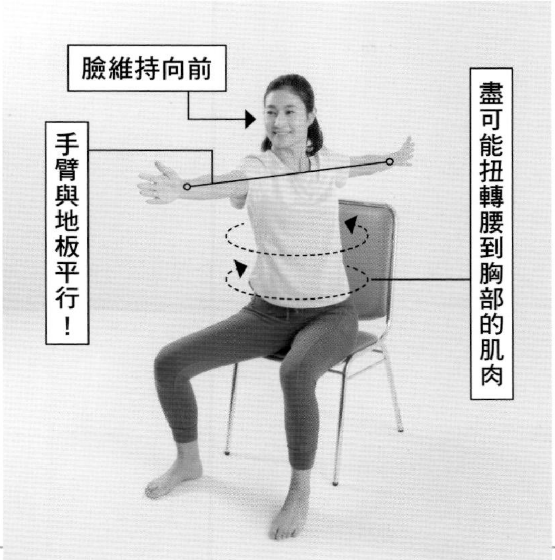
臉維持向前
手臂與地板平行！
盡可能扭轉腰到胸部的肌肉

結語

非常感謝讀完本書的朋友。

為了打造一個不會感到疼痛、僵硬的身體，我們要先知道不管在什麼場合下，疼痛是不可能被忽視的。我想大家也已經了解，唯有找到適合自己的動作並自我實踐，找回肌肉及關節應有的柔軟度，才是打造強健身體的必要作為。

人類身為「動物」，唯有透過持續的運動，才是保持身體本有機能及正常運作的唯一方法。

如此一來，只要在保有身體正常機能的狀態下，只需要短時間的輕量運動就相當足夠。我想經由本書傳達的內容，大家應該都已經理解箇中道理了。

我擁有30年以上的工作經驗，不只在最前線以教練的身分指導頂尖運動員的身體動作，也在醫院擔任健康運動指導師及訓練師，協助不同疾病的患者解決身體方面的問題。最近則開始協助知名企業經營者進行身體的保養。

每個人的人生境遇皆有不同，不過談到身體是「人生最大的資本」這件事，應該都是一樣的。

我們可以發現，一直覺得身體疼痛而不想動作，和身體沒有特別疼痛或不適的人，不管在工作、人際關係、精神狀態及每天能感受到的幸福感，都有很明顯的差異。

實際上，也曾聽過某位企業經營者笑著說過「只要我去醫院，公司的股價就會下跌呢」這樣的話。

一個能輕鬆動作的身體，不管對什麼人來說、不管在什麼時候，都是最珍貴的財產。

不過大部分的人在身體還沒出現異狀時，都認為「身體能動是理所當然的」，並沒有意識到身體的重要。正因為抱持這樣的想法，在繁忙的日常生活中，就算身體有點不太對勁或是瞬間出現的疼痛，很多人都不太在意，有時還會因此導致更大的問題產生，

我在當教練、訓練員的時候，除了鑽研物理治療、針灸及柔道整復師相關的知識，不時還會前往美國學習最新的Body Align-ment的技術。這全是出自於「不能讓任何一位由我負責的選手受傷」的信念。

我也是以相同的信念為基礎，希望能將我這30年累積下來的修復知識，轉化成任何人都能操作，實踐速效且確實讓許多人能「不受傷害」的自我修復訓練，完成了這本書。

希望各位都能以本書為契機，務必透過「瞬效修復訓練」打造新的生活習慣。

如此一來，在進入百歲人生的這個時代，我想不會再有比協助各位將自己身體的價值提升到最極限、打造出一個能夠一生健康活動的身體還更讓人開心的事了。

藤森善弘

2021年8月

作者

藤森善弘

健康運動指導士、 National Exercise & Sports Trainers (PFT)。
日本奧林匹克委員會奧林匹克強化指定教練(2019)。有限公司Blue World System代表董事。1999年～2020年這21年間，擔任日本體育大學運動部門游泳部競泳總教練。雪梨奧運(2000年)、倫敦奧運(2012年)、里約奧運(2016年)擔任日本代表教練。以雪梨奧運銀牌獲獎選手田島寧子為始，抱持「不能讓任何一個人受傷」的信念，培育出許多頂尖的游泳選手。同時，以運動指導士的身分，在橫濱市運動醫療科學中心MEC pool為不同疾病的患者進行運動指導。

TITLE

超驚奇！瞬效訓練操

STAFF

出版	瑞昇文化事業股份有限公司
作者	藤森善弘
譯者	周倪安
創辦人 / 董事長	駱東墻
CEO / 行銷	陳冠偉
總編輯	郭湘齡
責任編輯	徐承義
文字編輯	張聿雯
美術編輯	謝彥如　李芸安
國際版權	駱念德　張聿雯
排版	洪伊珊
製版	印研科技有限公司
印刷	龍岡數位文化股份有限公司
法律顧問	立勤國際法律事務所　黃沛聲律師
戶名	瑞昇文化事業股份有限公司
劃撥帳號	19598343
地址	新北市中和區景平路464巷2弄1-4號
電話 / 傳真	(02)2945-3191 / (02)2945-3190
網址	www.rising-books.com.tw
Mail	deepblue@rising-books.com.tw
港澳總經銷	泛華發行代理有限公司
初版日期	2024年9月
定價	NT$380／HK$119

ORIGINAL JAPANESE EDITION STAFF

デザイン	田中俊輔（PAGES）
編集協力	木村直子
イラスト	ガリマツ（P6-7）、マツ
撮影	近藤豊
モデル	竹田麻衣（splash）
ヘアメイク	大山直美
協力	田代貴久（キャスティングドクター）
印刷	シナノ書籍印刷

國家圖書館出版品預行編目資料

超驚奇!瞬效訓練操 / 藤森善弘著 ; 周倪安譯.
-- 初版. -- 新北市 : 瑞昇文化事業股份有限公司, 2024.09
128面 ; 14.8x21公分
ISBN 978-986-401-771-3 (平裝)
1.CST: 健身操 2.CST: 放鬆運動 3.CST: 肌筋膜放鬆術

411.711　　113012245